Biblioteca de Ciencias Médicas

Dr. Rodolfo Nazar, Dr. Daniel Páez, Dr. Daniel Cantero, Dr. Alfredo Naser,
Dr. Rodrigo Cataldo, Dr. Gonzalo Miranda

Atlas de disección quirúrgica endonasal y de rino-base

FACULTAD DE MEDICINA
UNIVERSIDAD DE CHILE

Ediciones Olejnik

Título: Atlas de disección quirúrgica endonasal y de rino-base

© Dr. Rodolfo Nazar
Dr. Daniel Páez
Dr. Daniel Cantero
Dr. Alfredo Naser
Dr. Rodrigo Cataldo
Dr. Gonzalo Miranda

© Ediciones Olejnik
Huérfanos 611, Santiago - Chile
E-mail: contacto@edicionesolejnik.com
Web site: http://www.edicionesolejnik.com

Primera edición en Ediciones Olejnik: 2024

El conocimiento médico está en constante evolución. A medida que la investigación y la experiencia clínica amplían nuestro conocimiento, puede ser necesario cambiar los métodos de tratamiento y medicación. Los autores y editores de este material consultaron fuentes fiables con el fin de proporcionar información completa y de acuerdo con los estándares aceptados en el momento de la publicación. Sin embargo, en vista de la posibilidad de error humano por parte de los autores, los editores o la casa editorial que publica este trabajo, o incluso de cambios en el conocimiento médico durante el proceso de producción de este libro, ni los autores, ni los editores, ni la casa editorial, ni ninguna otra parte que haya participado en la elaboración de este material garantizan que la información aquí contenida sea totalmente precisa o completa; tampoco se responsabilizan de ningún error u omisión o de los resultados obtenidos como consecuencia del uso de dichas informaciones. Es aconsejable que los lectores confirmen en otras fuentes la información aquí contenida. Se sugiere, por ejemplo, que comprueben las técnicas quirúrgicas aquí descritas y de que no ha habido cambios fundamentales en ellas.

ISBN: 978-956-407-519-8

Diseño de Carátula: Ena Zuñiga
Diagramación: Luis A. Sierra Cárdenas

Impreso en España 2024 Printed in Spain

Índice general

Los Autores

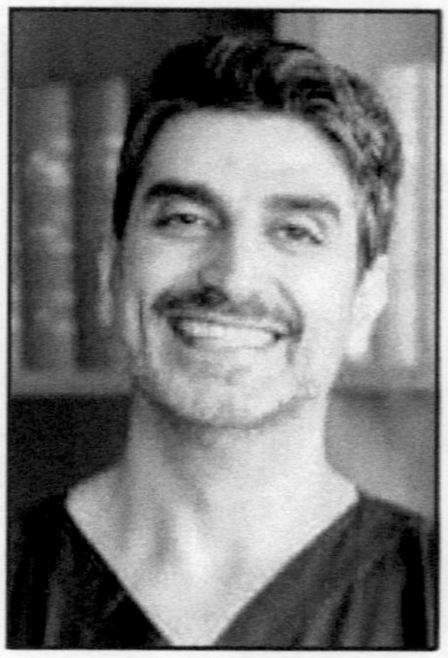

Dr. Rodolfo Nazar Saffie

Profesor Titular de la Facultad de Medicina, Universidad de Chile.
Director del Departamento de Otorrinolaringología
Jefe del Servicio de Otorrinolaringología, Hospital Clínico de la Universidad de Chile
Unidad de Rinosinusología y Base de Cráneo
Director del Capítulo de Rinología. Sociedad Chilena de Otorrinolaringología.
rnazar@uchile.cl

Santiago- Chile

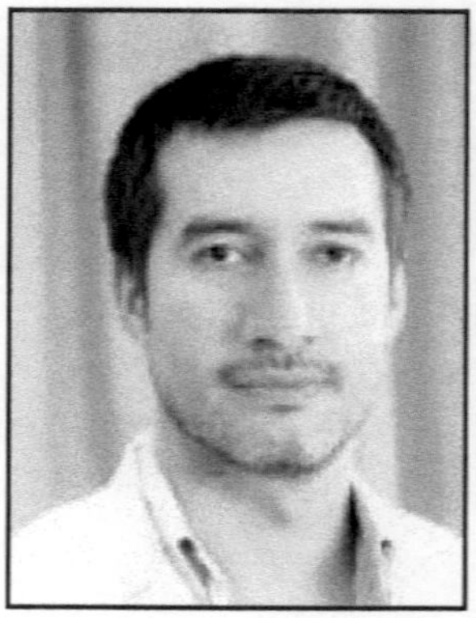

Dr. Daniel Páez Moya

Profesor Adjunto de la Facultad de Medicina, Universidad de Chile.
Departamento de Otorrinolaringología.
Unidad de Rinosinusología y Base de Cráneo
Servicio de Otorrinolaringología, Hospital Clínico de la Universidad de Chile.
Otorrinolaringólogo, Hospital San Camilo, San Felipe.
Coordinador del Capítulo de Rinología, Sociedad Chilena de Otorrinolaringología.
dc_paez@uchile.cl

Valparaíso- Chile.

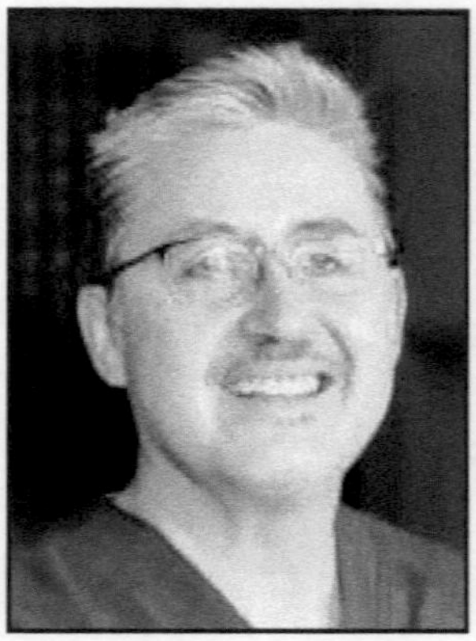

Dr. Daniel Cantero Cajas MD, PhD

Profesor Asistente de la Facultad de Medicina, Universidad de Chile.
Departamento de Otorrinolaringología.
Unidad de Rinosinusología y Base de Cráneo
Servicio de Otorrinolaringología, Hospital Clínico de la Universidad de Chile.
Coordinador del Capítulo de Rinología, Sociedad Chilena de Otorrinolaringología.
drcantero@uchile.cl

Santiago-Chile

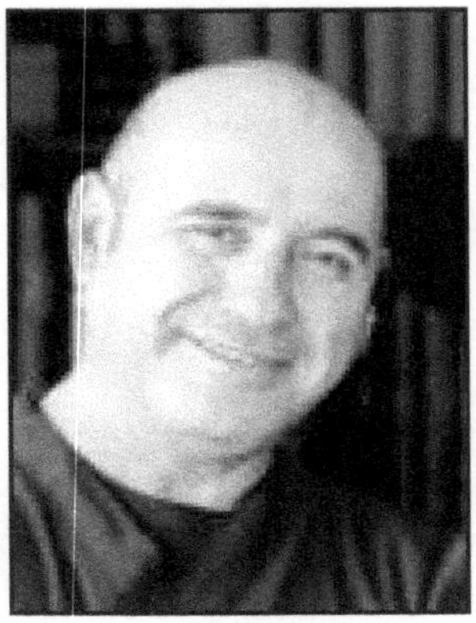

Dr. Alfredo Naser González

Profesor Asistente de la Facultad de Medicina, Universidad de Chile.
Departamento de Otorrinolaringología.
Jefe de la Unidad de Rinosinusología y Base de Cráneo
Servicio de Otorrinolaringología, Hospital Clínico de la Universidad de Chile.
anaserg@uchile.cl

Santiago-Chile

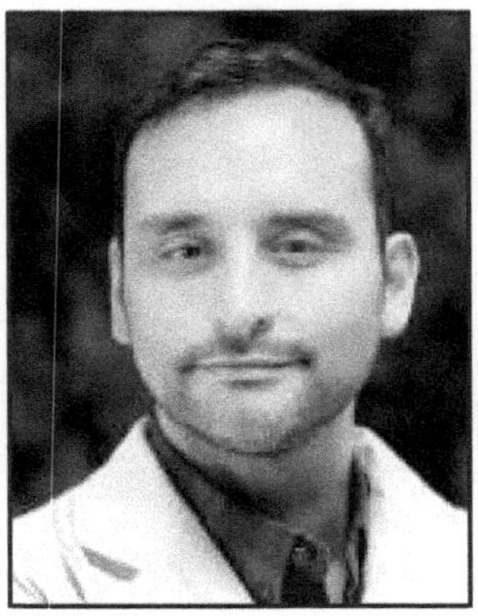

Dr. Rodrigo Antonio Cataldo de la Cortina, PhD

Profesor Adjunto de la Facultad de Medicina, Universidad de Chile.
Departamento de Otorrinolaringología.
Unidad de Rinosinusología y Base de Cráneo.
Servicio de Otorrinolaringología, Hospital Clínico Universidad de Chile.
Médico Voluntário do Hospital das Clinicas Facultad de Medicina,
Universidad de Sao Paulo
rodrigo.cortina@hc.fm.usp.br

Sao Paulo-Brasil

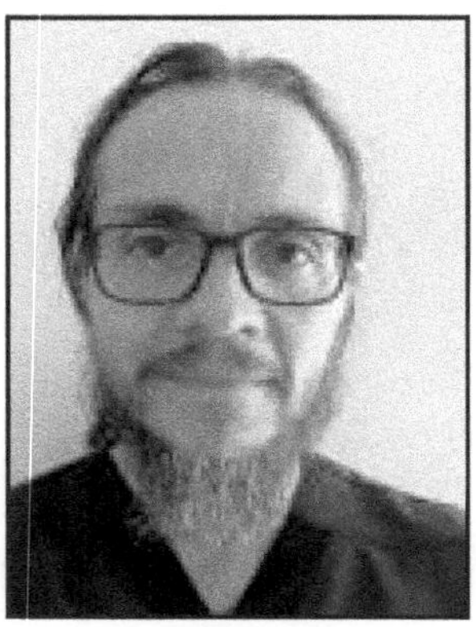

Dr. Gonzalo Miranda González

Profesor Asociado del Departamento de Radiología, Universidad de Chile
Jefe de la Unidad de Neurorradiología, Hospital Clínico de la Universidad de Chile

Santiago-Chile

Agradecimientos

Queremos agradecer a todas aquellas personas que han contribuido a la realización de este proyecto. A nuestros profesores, por su inspiración y guía en el aprendizaje de esta disciplina. A los colegas, subespecialistas en formación y residentes, por brindarnos la motivación a través de la docencia. Finalmente, en forma muy importante, manifestar una inmensa gratitud a nuestras familias y amigos, que estuvieron en este camino, dándonos apoyo, consejos y valiosos aportes. Sin su respaldo este texto no se habría podido llevar a cabo.

Los Autores

Dedicatorias

Este libro está dedicado a Nicole, mi mujer y compañera maravillosa,
a mis hijos Rodolfo y Alexandra.
También a mis adorados padres, María Carmen y Jorge Eduardo.
Rodolfo Nazar Saffie

A Magdalena y Pamela
Daniel Páez Moya

Prólogo

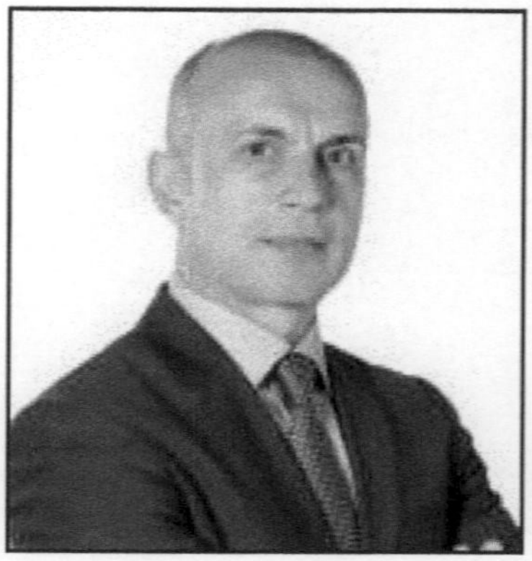

Una imagen vale más que mil palabras. Un sólido conocimiento de la anatomía es la base para la exploración, el diagnóstico y el tratamiento.

La obra sitúa al lector en su epicentro para ayudarle a aprender y entender paso a paso todas las estructuras de los senos paranasales y de base de cráneo; para ello sigue una metodología sistemática en la que los senos se van construyendo poco a poco hasta llegar a la anatomía topográfica, donde se ven todos los elementos en conjunto.

Esta obra va un paso más allá en la enseñanza y el aprendizaje de la anatomía de los senos paranasales, al vincular el libro con imágenes endoscópicas de alta calidad. La precisión de las imágenes y la claridad de las descripciones constituirán una guía inestimable para el abordaje quirúrgico.

Desde las referencias de la anatomía de superficie de la mucosa nasal, pasando por los relieves de drenaje sinusal hasta las profundidades de la base de cráneo y los recorridos de arterias y nervios, los diferentes capítulos representan una ayuda inestimable para todos los rinólogos apasionados por la cirugía endoscópica nasosinusal. El resultado es un atlas que explica tanto la anatomía quirúrgica como los pasos quirúrgicos, facilitando la conceptualización y el aprendizaje.

Por último, únicamente me gustaría destacar la capacidad de trabajo, esfuerzo y perseverancia de los autores que han demostrado una gran dosis de ilusión en la elaboración de este atlas.

Isam Alobid
Coordinador de Base de Cráneo Servicio de Otorrinolaringología Hospital Clinic,
Universidad de Barcelona, España

Introducción

La cirugía endoscópica nasosinusal y de rinobase ha tenido un avance explosivo en las últimas décadas. Abordajes quirúrgicos mínimamente invasivos inimaginables hace algunos años, hoy en día son posibles gracias al desarrollo de los procedimientos endoscópicos. Estos abordajes menos invasivos han tenido un impacto notable sobre nuestros pacientes, quienes se han beneficiado de una mejor calidad de vida en comparación con procedimientos más agresivos del pasado.

Si bien no podemos negar el gran impacto que ha tenido el desarrollo tecnológico (mejoría en ópticas, iluminación, cámaras) y de otros factores como el perfeccionamiento de las técnicas anestésicas o el mejor control del sangrado del campo quirúrgico en el avance de la técnica, uno de los elementos más importantes ha sido el mejor conocimiento de la anatomía endoscópica y la experiencia que los cirujanos han adquirido en base a disecciones quirúrgicas.

Desde los primeros trabajos de Walter Messerklinger, entre 1950 y 1960, en Graz, Austria, en cirugía de mínima invasión de los senos paranasales, los avances en este campo han sido sustanciales en el tiempo. Esta técnica endoscópica se ha expandido a regiones vecinas tan complejas como la órbita y la base del cráneo permitiendo el abordaje endonasal de un número creciente de patologías.

«Atlas de disección quirúrgica endonasal y de rinobase», ofrece al lector un protocolo necesario para conocer la anatomía, el diagnóstico endonasal y las técnicas quirúrgicas imprescindibles en esta área.

Este atlas fotográfico es una guía de la anatomía quirúrgica que ha surgido desde el conocimiento, la experiencia de años en la profesión y la actividad docente que ejercen tanto los autores, así como un equipo multidisciplinar altamente cualificado.

Gracias a las nuevas técnicas de procesamiento de imágenes, se han obtenido fotografías de alta calidad que muestran de manera muy didáctica los principales procedimientos quirúrgicos endoscópicos endonasales y de rinobase desde lo más elemental hasta los más complejo.

El material aquí presentado en forma sistemática ha sido recopilado principalmente de los cursos de disección quirúrgica endonasal organizados por el Departamento de Otorrinolaringología de la Universidad de Chile.

Los autores han tenido la posibilidad de aprender las técnicas quirúrgicas con los referentes mundiales en cirugía endonasal como Draf, Stammberger, Wormald, Simmen,

Carrau, Casiano y Herrera entre otros. La experiencia académica y profesional ha hecho posible formar escuela en esta área en Chile y Latinoamérica.

Este vasto conocimiento se plasma en esta guía de disección, que ofrece al lector una excelente orientación durante la disección anatómica en el laboratorio y también una referencia de gran ayuda al enfrentarse a procedimientos quirúrgicos reales. La presentación esquemática de las referencias anatómicas, y la explicación de los procedimientos paso a paso, hacen que esta sea una obra de gran utilidad práctica tanto para el cirujano que se inicia, como para aquellos cirujanos más avanzados.

No está de más enfatizar que para realizar estos procedimientos quirúrgicos en pacientes en forma segura y con resultados predecibles, es requisito esencial conocer la anatomía en forma acabada. Esta manual viene a dar las herramientas necesarias para sistematizar los abordajes endoscópicos en forma graduada, desde técnicas básicas hasta los abordajes más extendidos nasosinusales y de rinobase.

1. Visualización de fosa nasal

Al iniciar la cirugía endonasal endoscópica es muy importante tener una buena identificación de las estructuras anatómicas clave, para llevar a cabo nuestro procedimiento de la manera más segura y pulcra posible.

Algunos factores que nos ayudarán con la correcta identificación anatómica en el intraoperatorio son, (además de un adecuado análisis previo de las imágenes), el tipo de anestesia utilizada, la posición del paciente, la preparación preoperatoria y el uso de vasoconstrictores, para disminuir al máximo la presencia de sangre en el campo quirúrgico. Sin embargo, el conocimiento y el reconocimiento anatómico es el aspecto más relevante para guiar de manera correcta el acto quirúrgico.

Para perfeccionar la variable antes mencionada es de vital importancia la disección cadavérica, en la que se elimina el factor sangrado, permitiendo así realizar con mucha tranquilidad nuestra técnica quirúrgica, reconociendo las distintas estructuras, y descubriendo aquellas otras que no vemos o que queremos evitar en la cirugía en vivo. Además, es posible descubrir variantes anatómicas, preparándonos a los posibles diversos escenarios quirúrgicos, dándonos mayor seguridad al momento de operar.

A continuación, se presentarán imágenes de alta definición del paso a paso de una disección cadavérica, desarrollada en un curso de cirugía endonasal endoscópica en el Hospital Clínico de la Universidad de Chile, complementadas con tomas fotográficas de otras exploraciones *post mortem* realizadas en nuestra Institución.

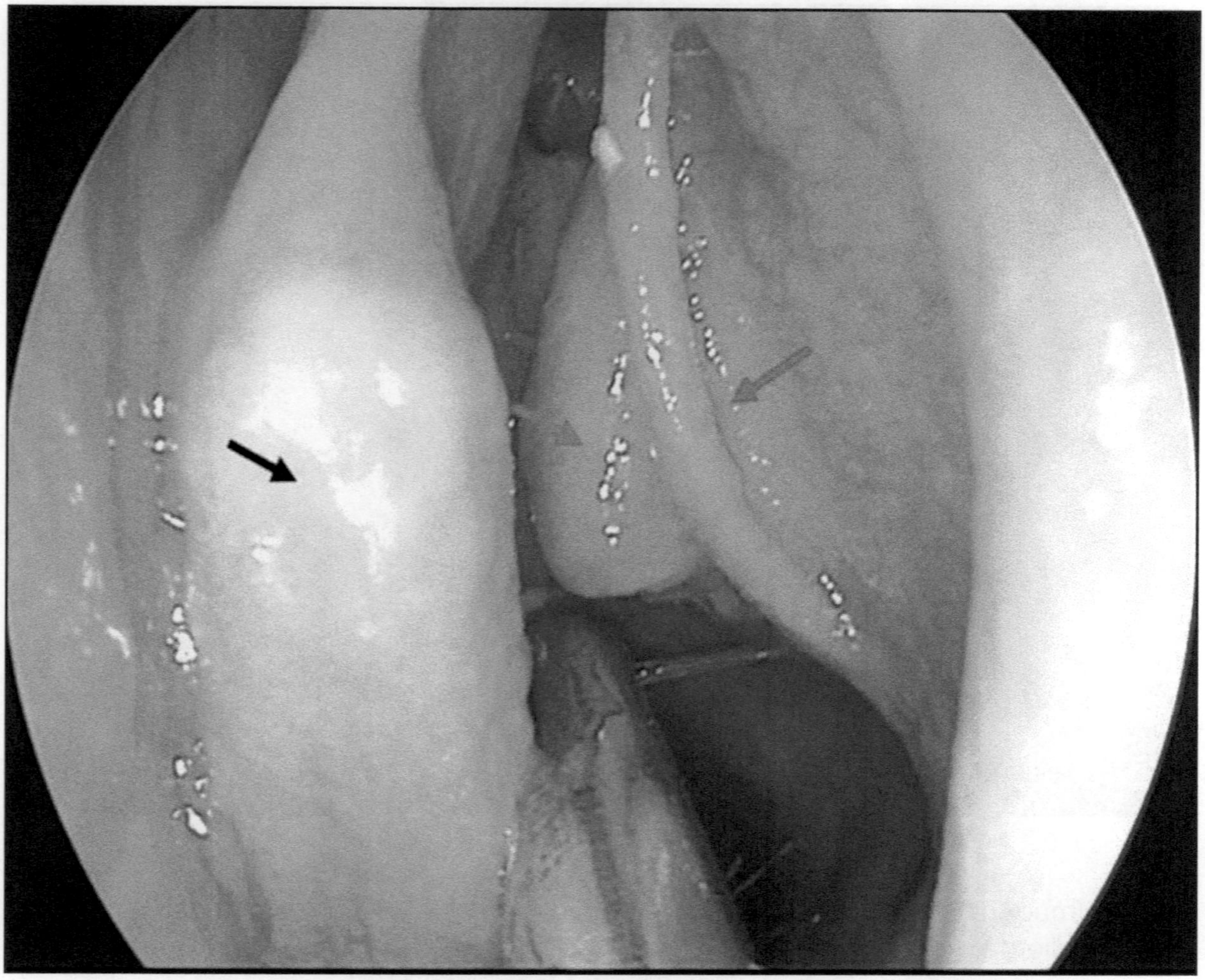

Imagen 1: Visualización endoscópica con óptica de 0° de una fosa nasal izquierda.

El instrumental se encuentra medializando el **cornete medio** (flecha negra), exponiendo el meato medio. En éste es posible apreciar la porción vertical de la **apófisis unciforme** (flecha azul), la cara anterior de la **Bulla etmoidal** (flecha roja), y entre estas estructuras será posible ubicar el hiato semilunar y el infundíbulo.

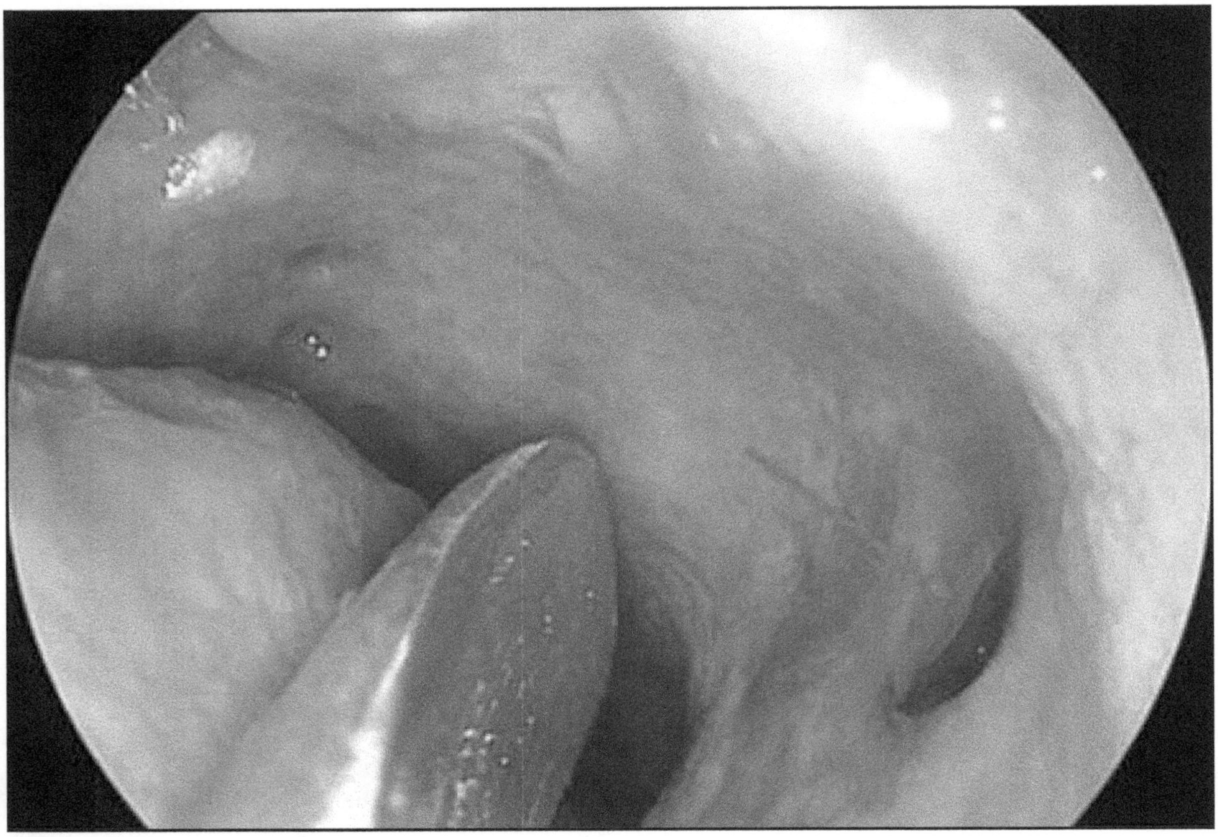

Imagen 2: Visión con óptica de 0° de meato medio fosa nasal izquierda.

El instrumental se encuentra medializando cornete medio, permitiendo observar, a nivel de fontanela posterior de seno maxilar, un **ostium maxilar accesorio** (flecha azul).

Esta no es la vía de drenaje natural del seno maxilar, y su presencia eventualmente puede asociarse a síntomas por el fenómeno de recirculación, en el cual el mucus drenado por el ostium natural vuelve a ingresar al seno a través de esta apertura accesoria.

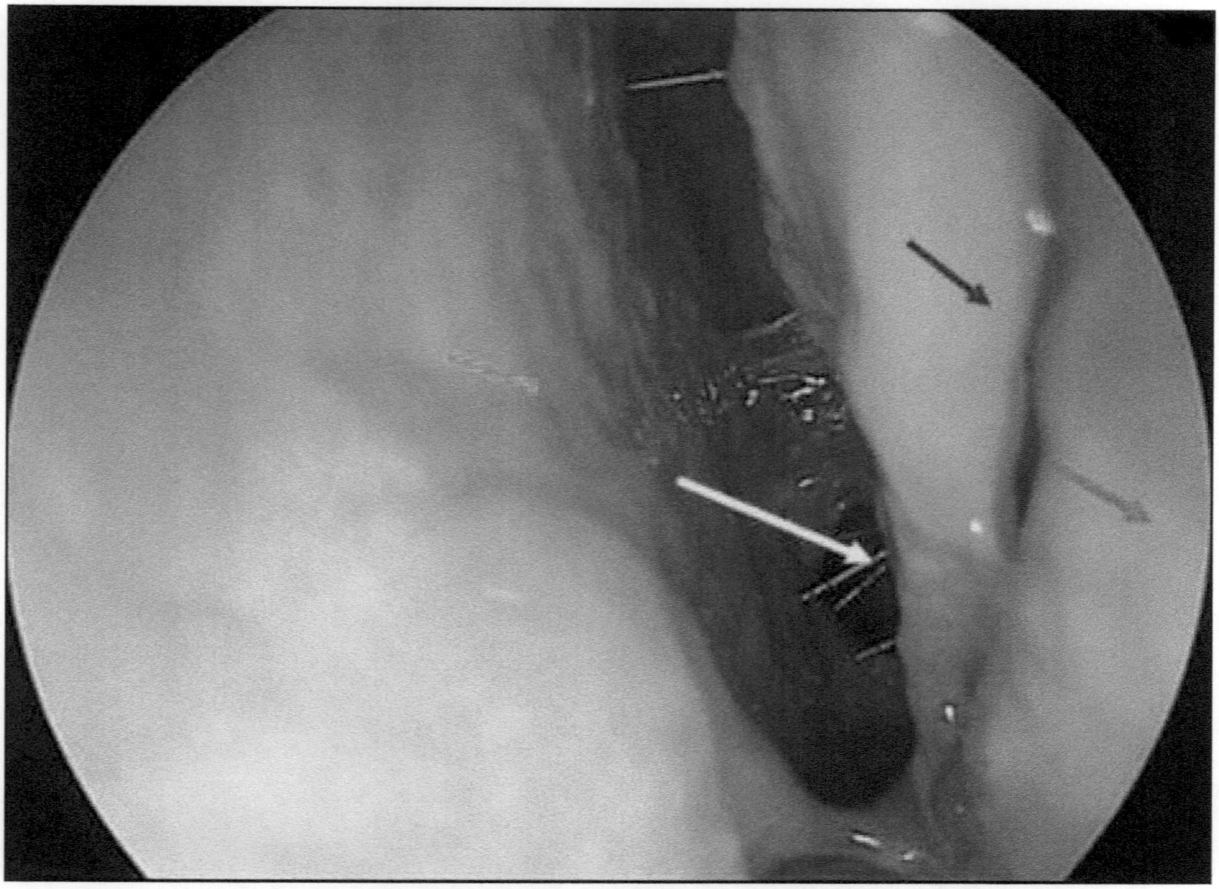

Imagen 3: Visión endoscópica por vía endonasal, con óptica de 0° de fosa nasal izquierda

Realizando una lateralización de **cornete medio** (flecha roja), y también de **cornete superior** (flecha azul), con una angulación de 30° del endoscopio, respecto al piso de la fosa nasal, se puede observar parcialmente el **ostium natural del seno esfenoidal** (flecha amarilla), el cual se encuentra generalmente posterior y medial a la cola del cornete superior, 12 – 16 mm por sobre el borde superior de la coana.

Es posible identificar medialmente el **septum nasal** (flecha verde). Respecto a éste, siempre debemos valorar la necesidad de realizar alguna septoplastía, la cual muchas veces puede ser necesaria para poder llevar a cabo la cirugía endonasal de manera satisfactoria.

2. Uncinectomía y antrostomía maxilar

En la mayoría de los casos, el primer paso en una cirugía endoscópica endonasal será la realización de la uncinectomía y posteriormente la antrostomía maxilar.

Para efectuar adecuadamente la uncinectomía, debemos realizar un correcto reconocimiento de ésta en el intraoperatorio. No debe confundirse con el pliegue de la línea maxilar, el cual se encuentra más anterior, y no es móvil, como generalmente lo será la apófisis unciforme.

Una vez identificada, debe exponerse bien y realizar una resección completa, tanto de su porción vertical, como de su porción horizontal, para evitar estenosis postoperatorias que podrían significar un fracaso quirúrgico (al afectar el correcto drenaje de las cavidades perinasales que desembocan al infundíbulo). Se debe conocer su estrecha relación con la órbita, para evitar lesiones inadvertidas de ésta durante la resección, sobre todo, cuando existe una lateralización de la apófisis unciforme.

Al completar la uncinectomía será posible observar el ostium natural del seno maxilar.

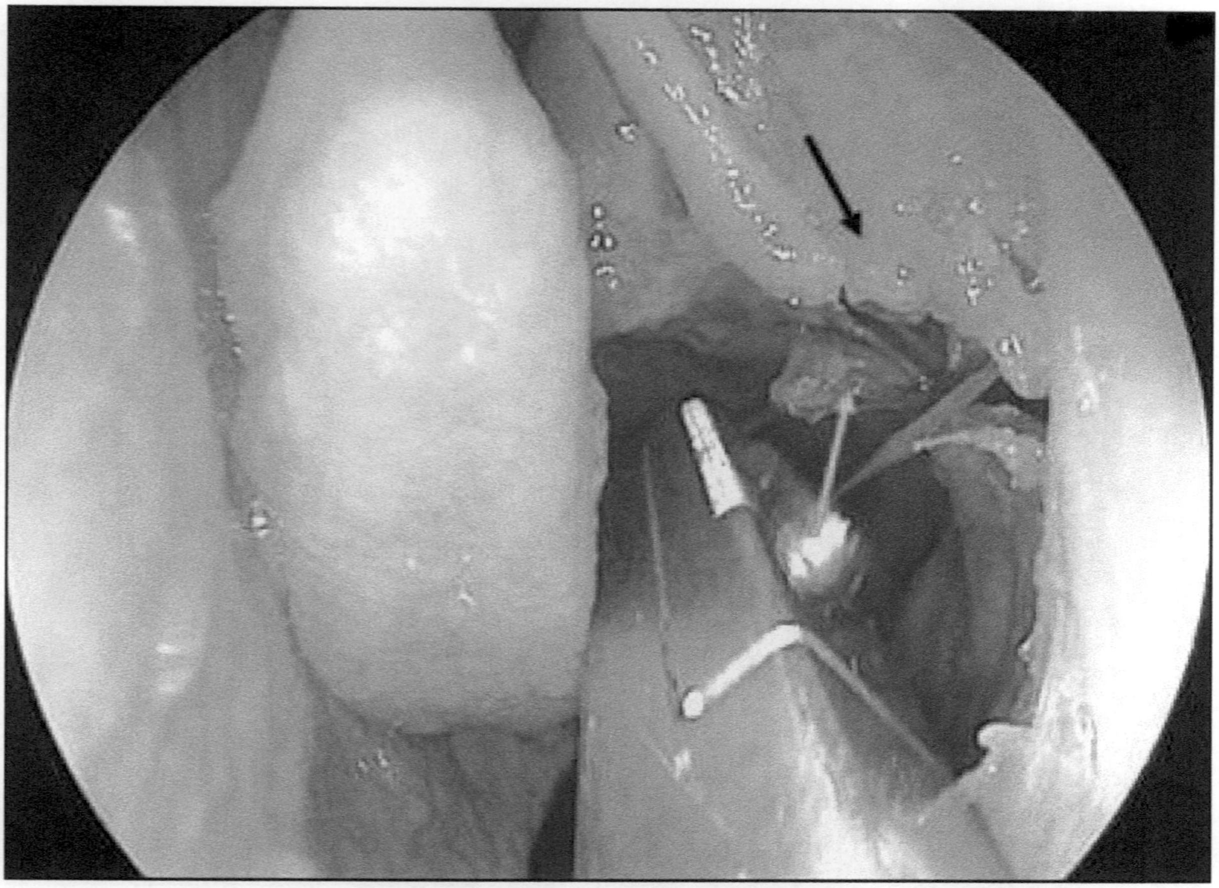

Imagen 4: Visualización con óptica de 0°

Previamente se realizó una exposición del proceso unciforme con un tactador, desplazándolo hacia medial y anterior.

Se observa la sección de apófisis unciforme con una pinza Backbiter en la unión de la **porción vertical** (flecha negra) con la **porción horizontal** (flecha azul).

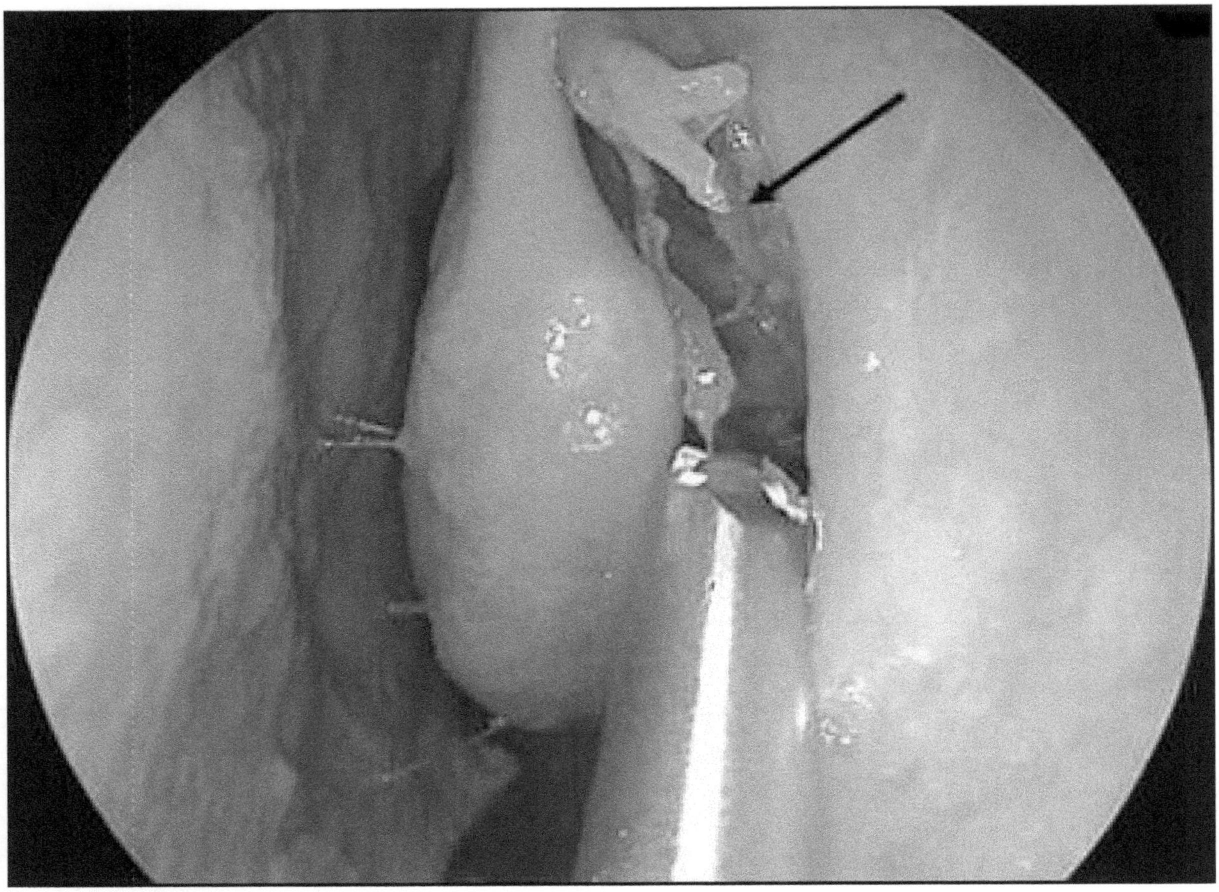

Imagen 5: Visión con óptica de 0°

Se reseca la **porción vertical de proceso unciforme** previamente expuesta con la técnica de «puerta batiente» (flecha negra). De esta forma, realizando primero la exposición hacia anterior y medial y luego resecando de posterior hacia anterior, es menos probable lesionar la órbita, versus la resección de anterior a posterior, sobre todo en procesos unciformes lateralizados.

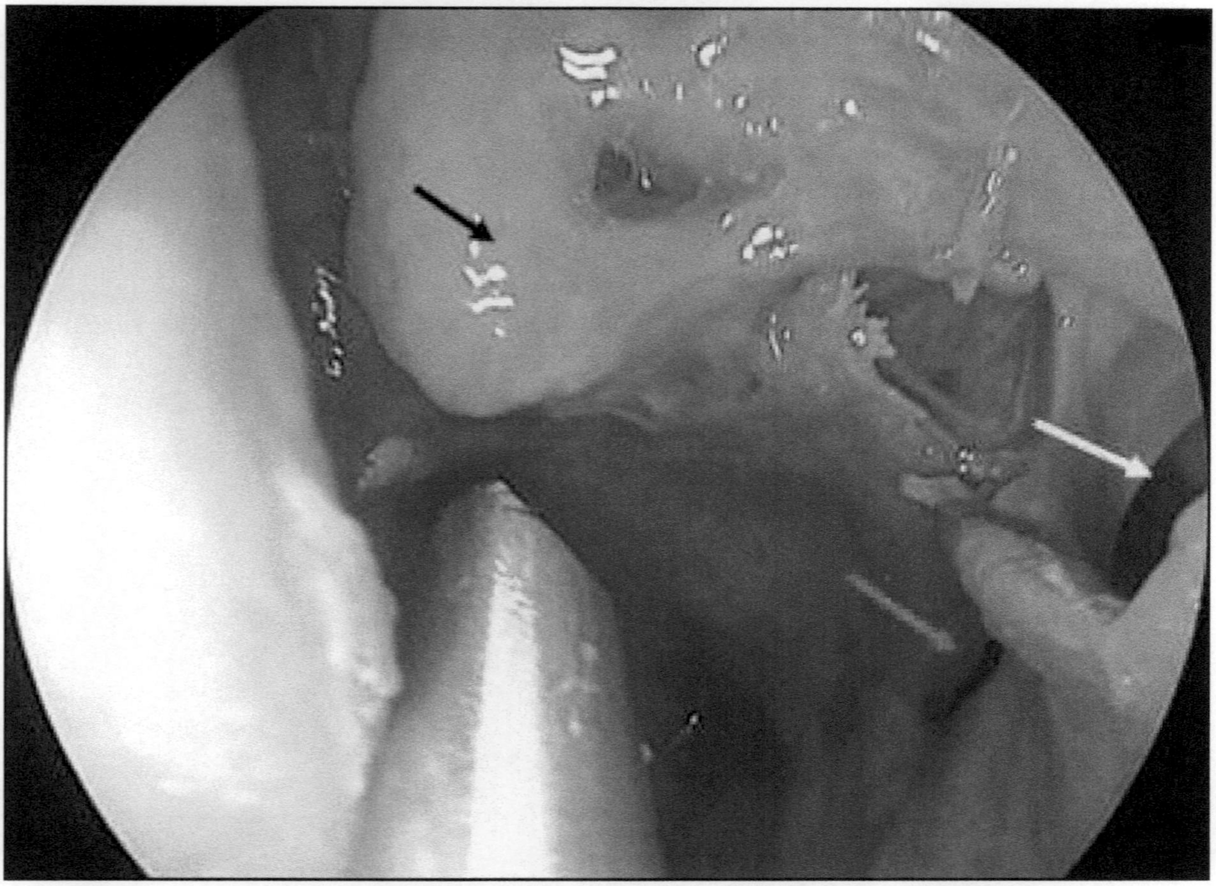

Imagen 6: Visión con óptica de 0°

Se observa la presencia del **ostium natural de seno maxilar** (flecha amarilla), tras remover la porción vertical de proceso unciforme.

Se aprecia la **Bulla etmoidal** (flecha negra) sobre ostium maxilar, y el **ostium accesorio**, posterior e inferior a ostium natural (flecha roja).

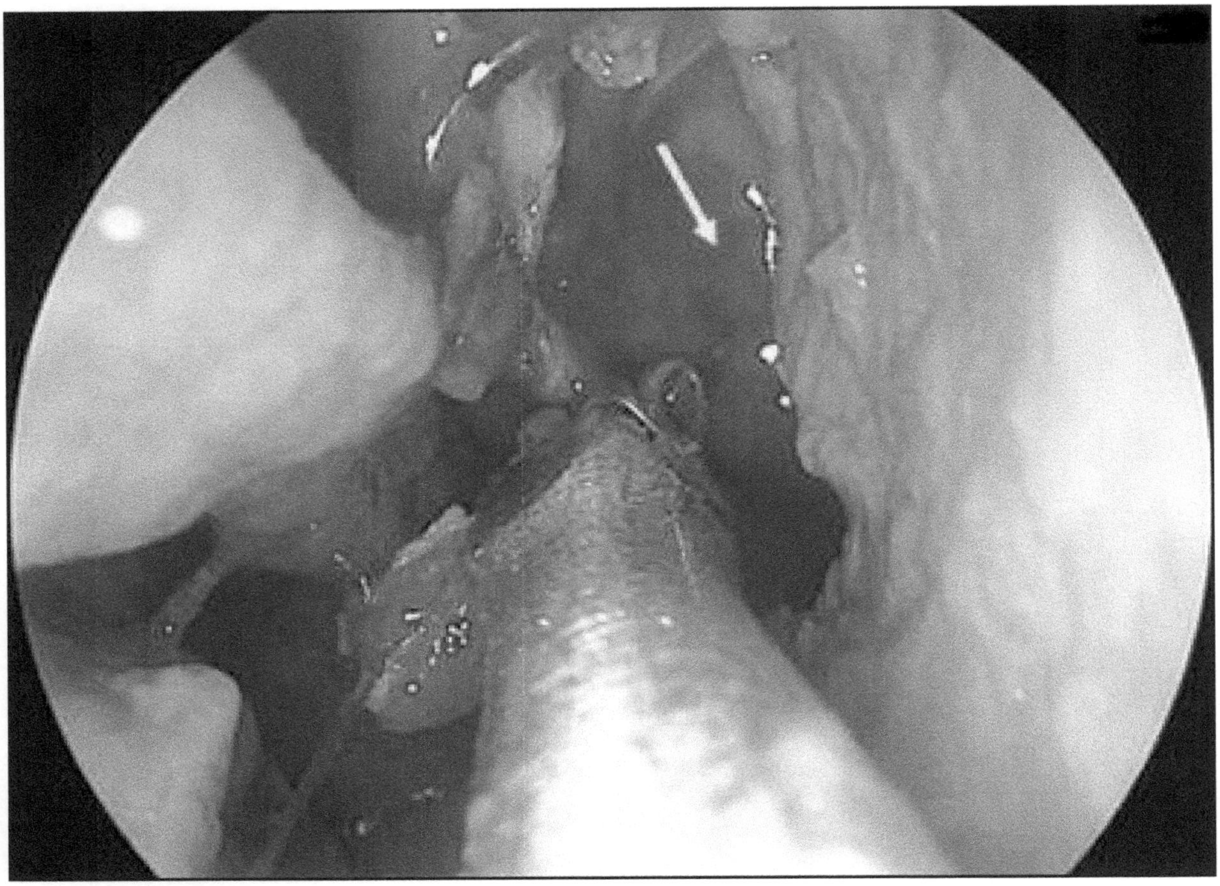

Imagen 7: Visión con óptica de 0°

Ampliación de antrostomía maxilar hacia posterior, resecando fontanela posterior con instrumental cortante, teniendo la precuación de no sobrepasar la cresta etmoidal del hueso palatino, para no lesionar la arteria esfenopalatina que habitualmente se encuentra posterior a este reparo óseo.

Se observa la **pared posterior de seno maxilar** (flecha amarilla).

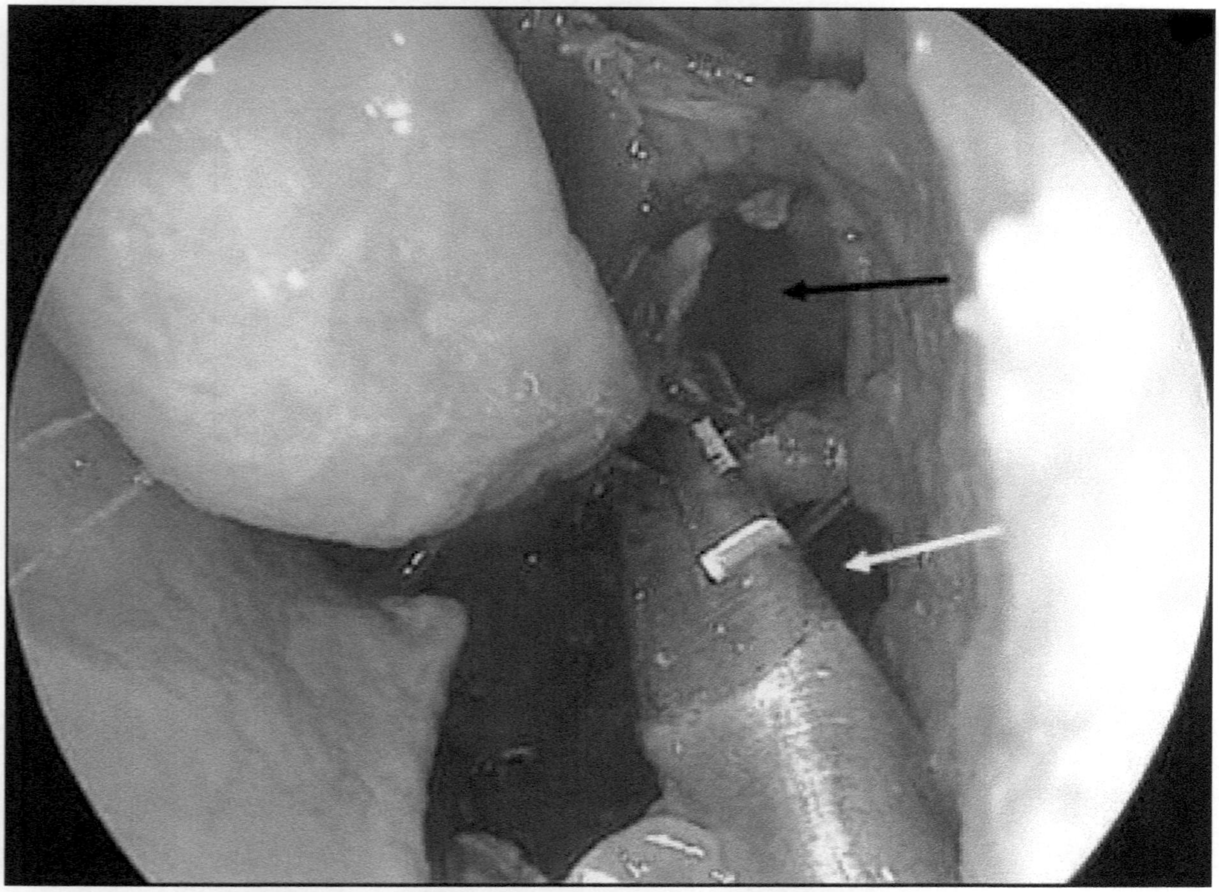

Imagen 8: Visión con óptica de 0°

Ampliación hacia anterior de antrostomía con pinza backbiter. Se debe evitar la ampliación muy anterior por riesgo de lesionar el conducto nasolagrimal.

Inferiormente, debe resecarse la porción horizontal del proceso uncinado.

Se observa superiormente la **ampliación de ostium natural** (flecha negra) e inferiormente el **ostium accesorio** (flecha amarilla).

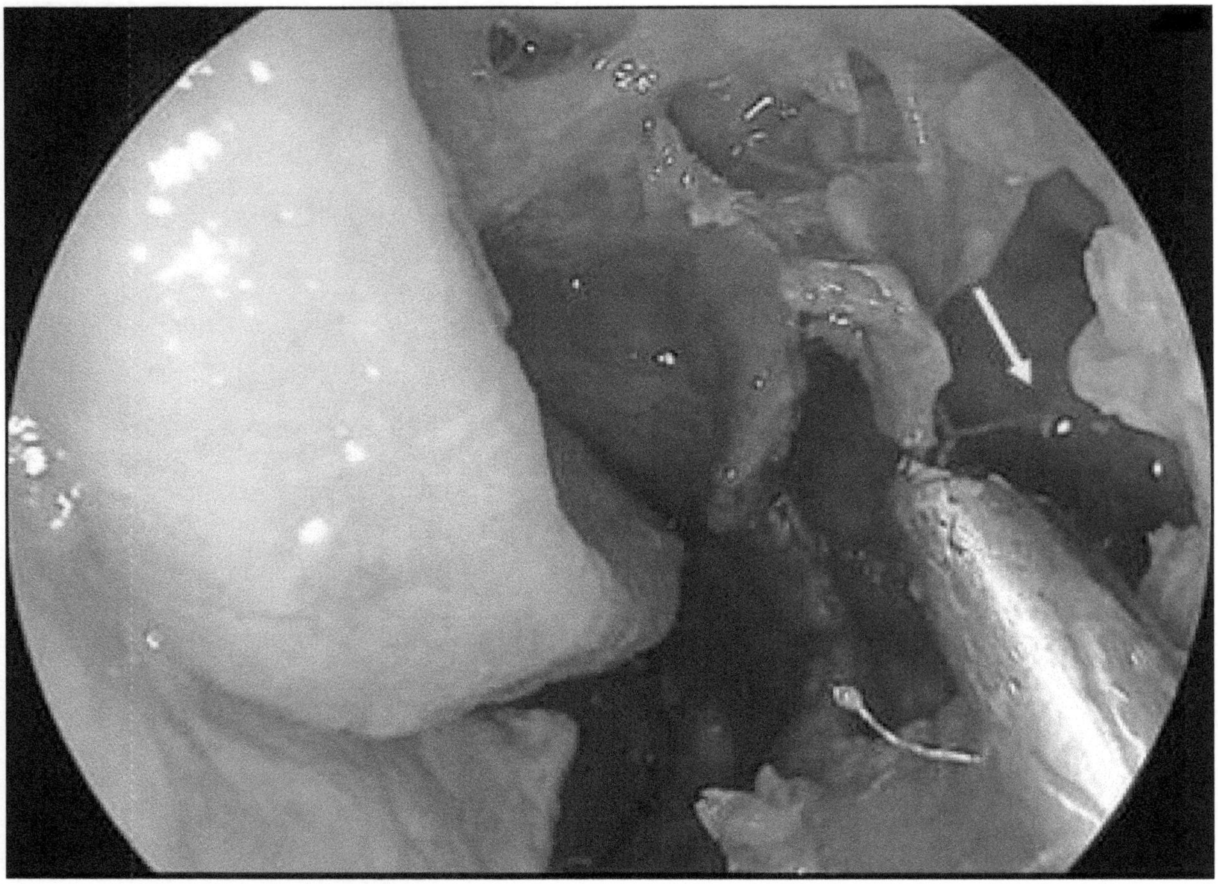

Imagen 9: Visión con óptica de 0°

Unión de ostim natural con ostium accesorio en **antrostomía común**. Se visualiza ampliamente **seno maxilar** (flecha amarilla).

Es importante lograr la comunicación de la antrostomía con el o los ostium accesorios para evitar fenómeno de recirculación.

3. Etmoidectomía anterior y posterior

La cirugía de las celdillas etmoidales por vía endoscópica endonasal es un procedimiento que se realiza con bastante frecuencia. Dentro de sus indicaciones se encuentra el manejo de la patología inflamatoria crónica que comprometa esta área y que no haya respondido a tratamiento médico; el tratamiento de la patología tumoral benigna y maligna, en la que es fundamental lograr visualizar y acceder a los márgenes de este laberinto óseo; cirugías de base de cráneo anterior, como la reparación de fístulas de líquido cefalorraquídeo o resecciones transcribiformes.

Realizar una etmoidectomía anterior y posterior completa, de manera segura, es el objetivo principal que debe perseguirse. Una etmoidectomia incompleta, dejando patología, es una causa frecuente de fracaso quirúrgico, que puede llegar a requerir cirugías de revisión. Por otra parte, debido a su relación anatómica con estructuras como la pared medial de la órbita, las arterias etmoidales y la base de cráneo, existen riesgos potencialmente graves que deben conocerse, saber cómo evitarlos, y en caso de que se produzcan, identificarlos y manejarlos adecuadamente.

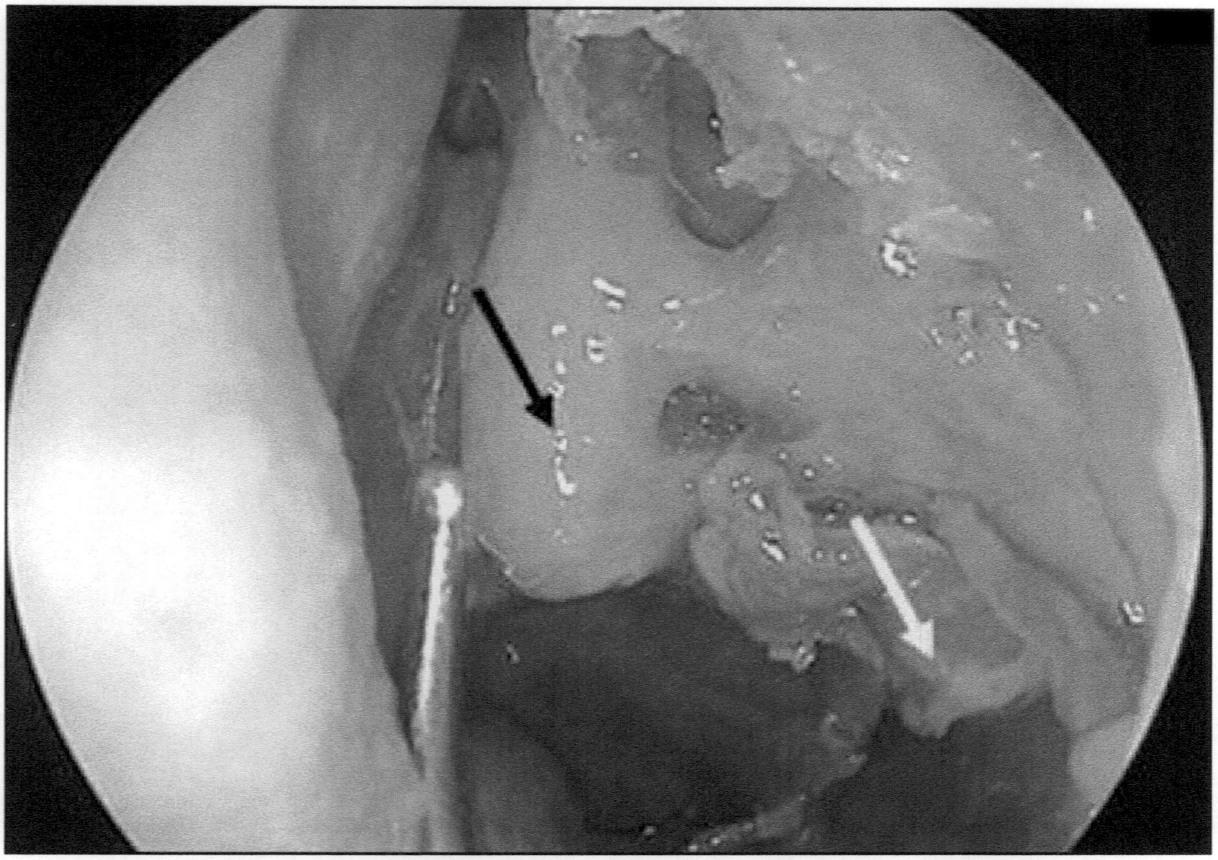

Imagen 10: Visualización con óptica de 0°

Se identifica la **Bulla etmoidal** (flecha negra), y se visualiza una celdilla al interior del seno maxilar, inferior a la Bulla, la cual corresponde a una **celdilla de Haller** (flecha amarilla).

El tactador se encuentra en el espacio retrobular, entre la lamela basal y la pared posterior de la Bulla etmoidal.

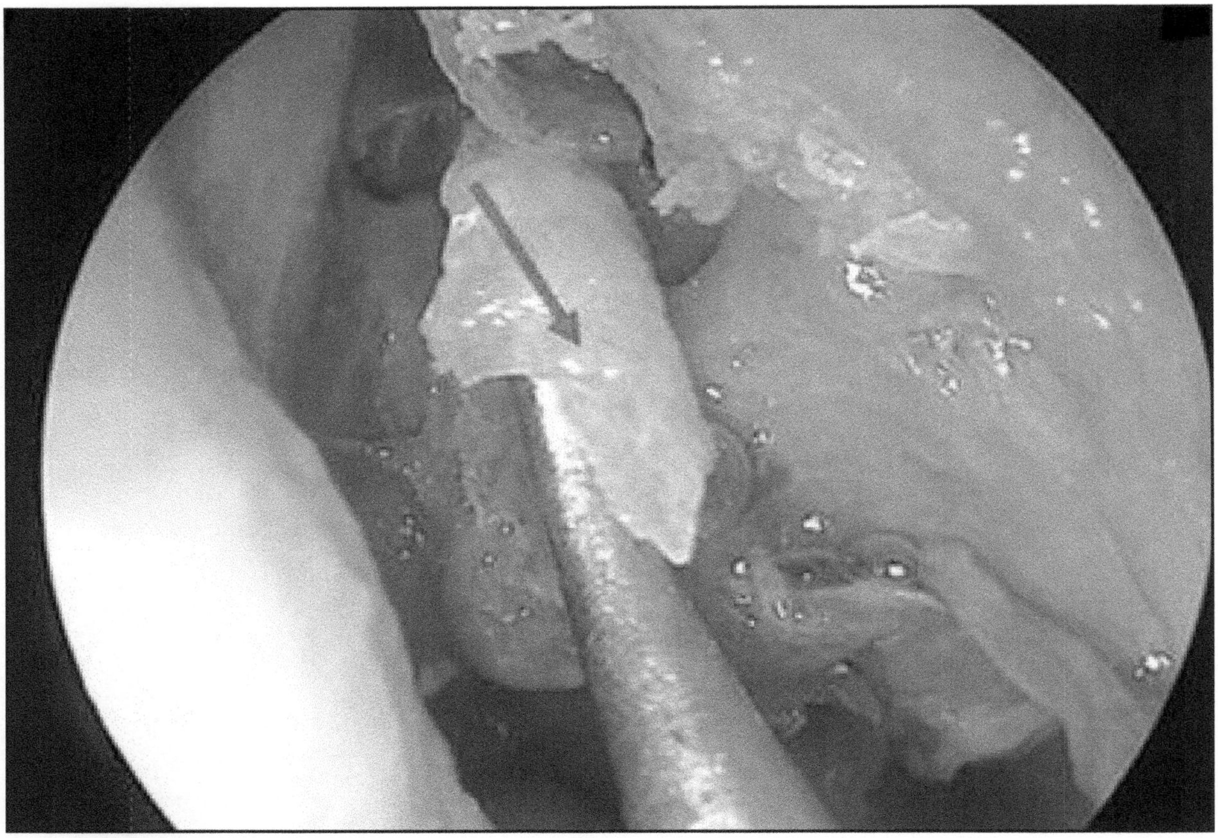

Imagen 11: Visualización con óptica de 0°

Se observa la apertura de la Bulla etmoidal. La forma más segura de ingresar a esta celdilla es en su porción inferomedial, alejándose tanto de la órbita como de la rinobase. La apertura puede realizarse de anterior a posterior, o como en este caso, desde posterior hacia anterior.

Es posible identificar la **pared anterior de la Bulla etmoidal,** con parte de su pared medial (flecha roja).

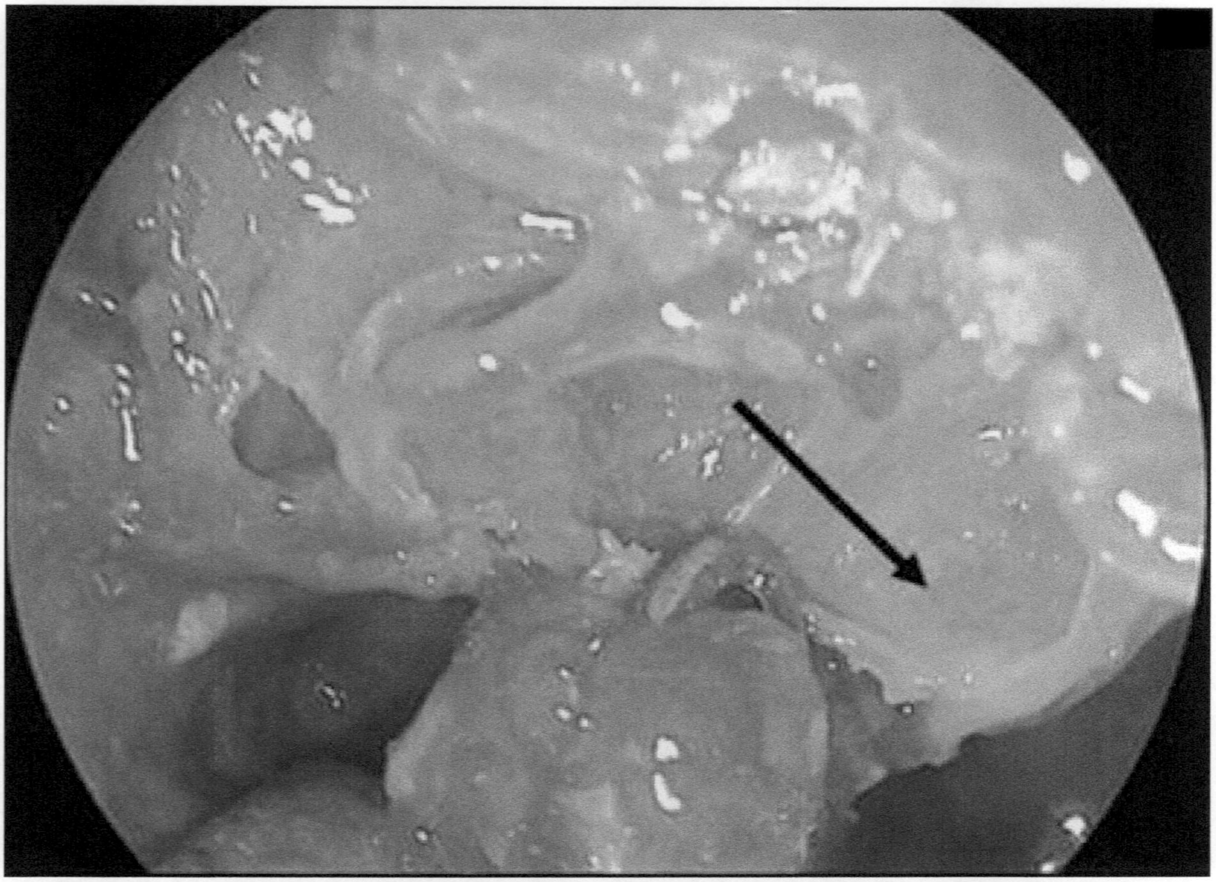

Imagen 12: Visualización con óptica de 0°

Acá es posible visualizar con mayor detalle la persistencia de una **celdilla de Haller** (flecha negra) al interior del seno maxilar, inferolateral a la Bulla etmoidal.

Si no se identifica y reseca completamente esta celdilla, se hace un manejo insuficiente de la patología y, secundariamente, se puede afectar el drenaje del seno maxilar.

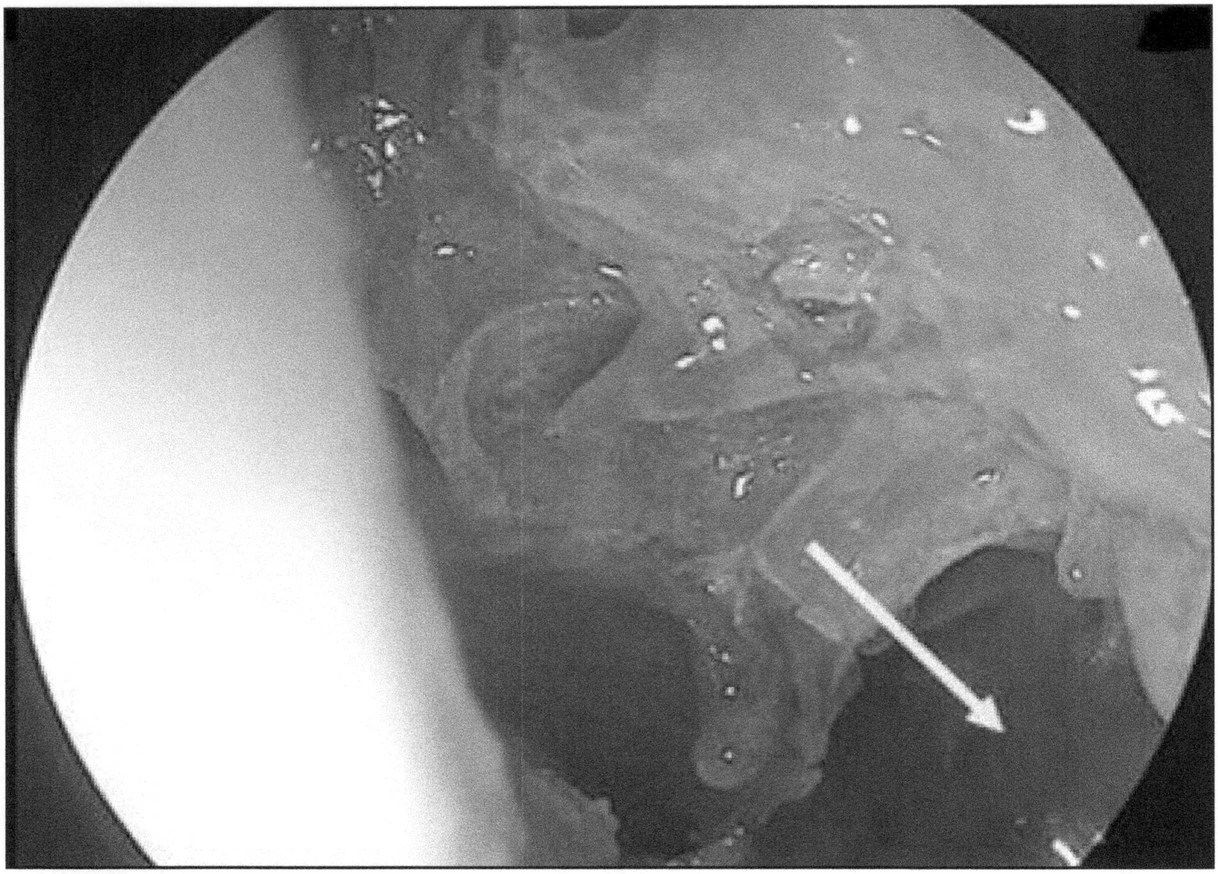

Imagen 13: Visualización con óptica de 0°

Celdilla de Haller ya resecada (flecha amarilla), permitiendo una visualización completa de seno maxilar, que no era posible con la presencia de esta celdilla.

La identificación de esta variante anatómica es necesario realizarla en la evaluación preoperatoria de la tomografía computada, ya que eventualmente podría confundirse con el piso de la órbita.

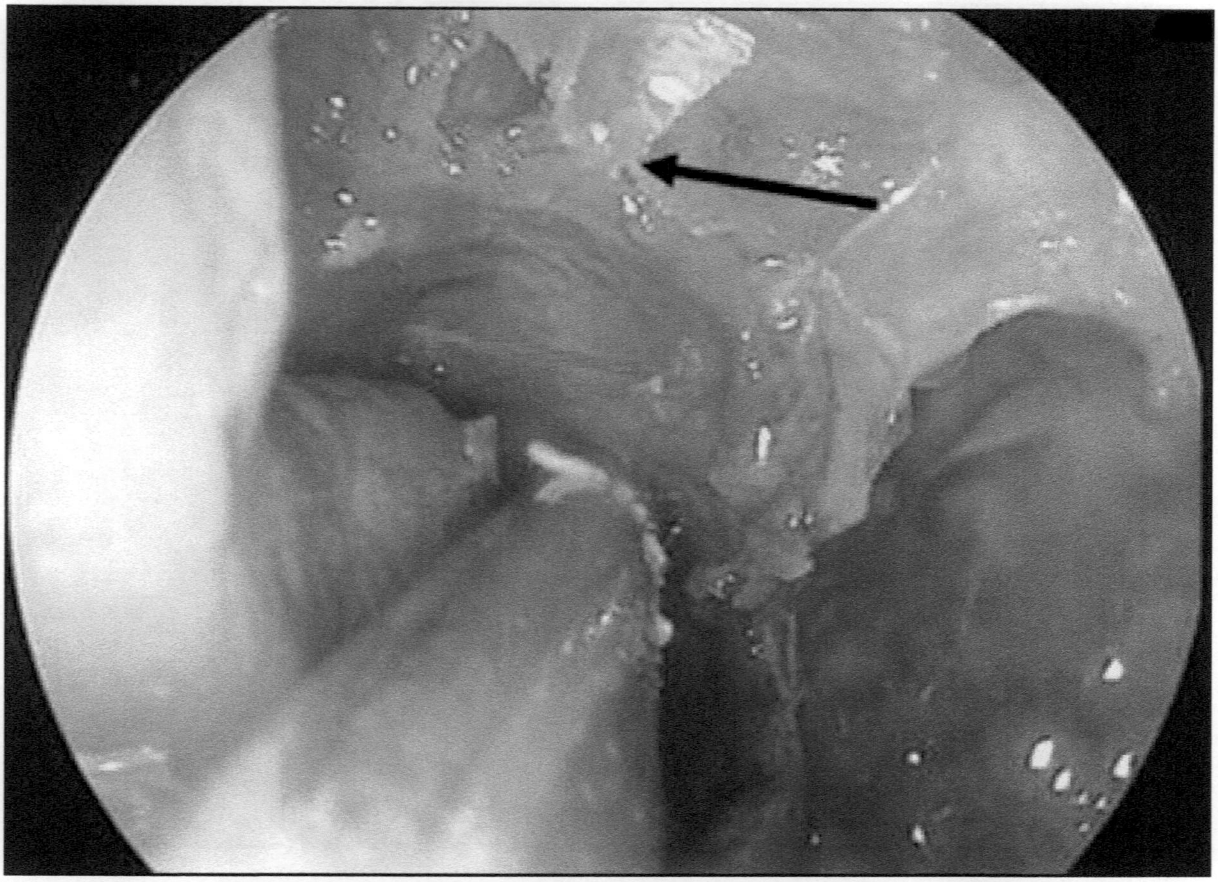

Imagen 14: Visualización con óptica de 0°

En esta imagen se observan claramente las distintas porciones de la **lamela basal del cornete medio**, su **porción vertical** (flecha negra) y su **porción horizontal** (flecha roja).

La porción horizontal de la lamela basal corresponde a la porción más anterior de las celdillas etmoidales posteriores, y la porción horizontal, corresponde al piso de éstas.

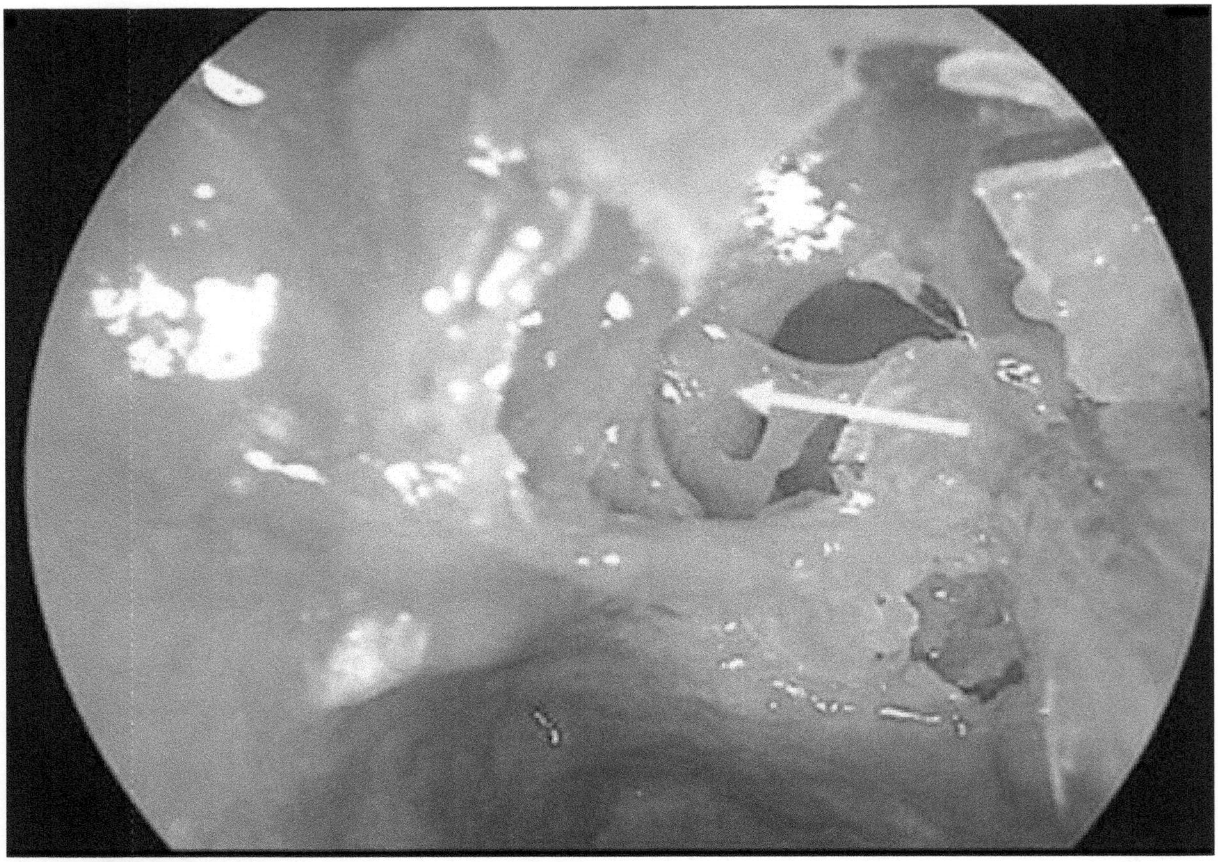

Imagen 15: Visualización con óptica de 0°

Para acceder a etmoides posterior, de anterior a posterior, siguiendo una secuencia ordenada de cirugía, se debe atravesar la **porción vertical de la lamela basal, en su porción inferomedial** (flecha amarilla), alejándose de la base de cráneo y de la pared medial de la órbita.

Una vez que se encuentre el espacio abierto, y pueda explorarse la altura de base de cráneo, se puede ampliar la resección hacia sus bordes.

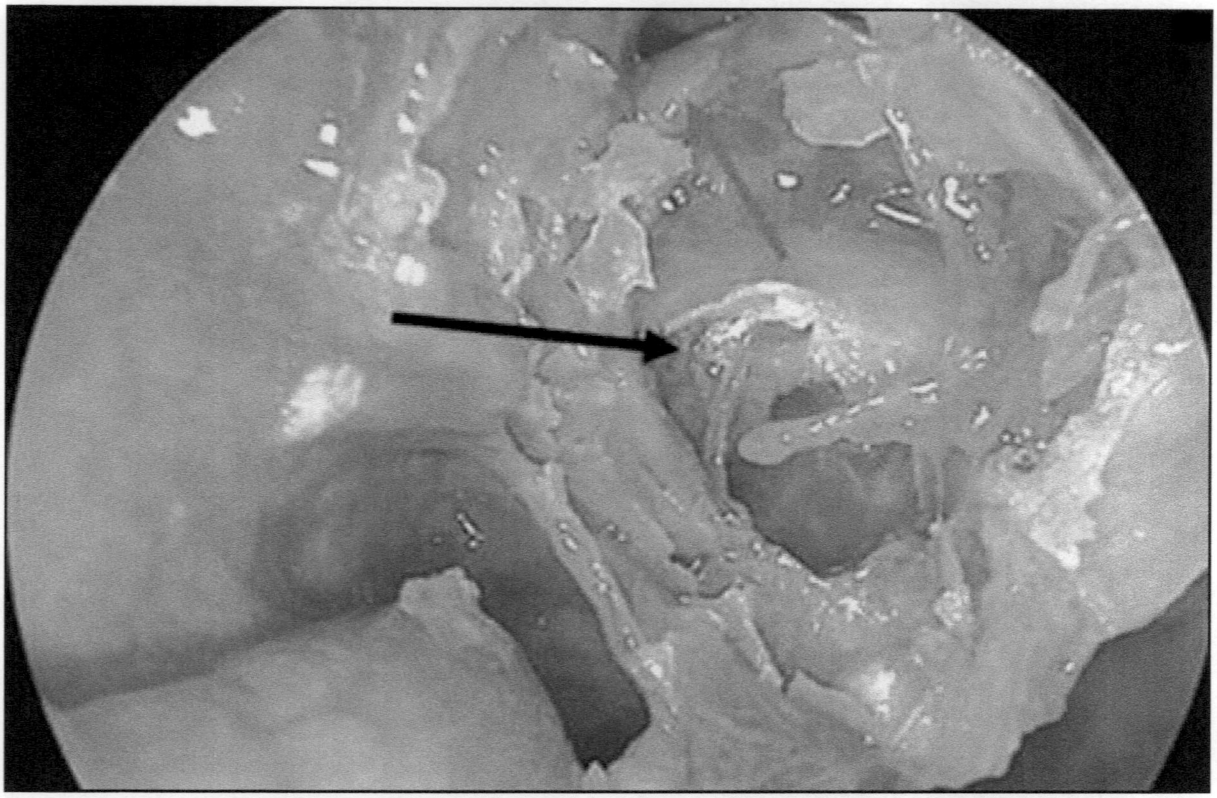

Imagen 16: Visualización con óptica de 0°. Rotación en 45° en sentido horario

Se observan **celdillas etmoidales posteriores** (flecha negra) y es posible identificar la presencia de la porción más superior del **cornete superior** (flecha azul), el cual será nuestro limite medial en la resección, y nos servirá como guía en la identificación del ostium del seno esfenoidal.

Como límite lateral tendremos la pared medial de la órbita, como límite superior, la base de cráneo, y como límite inferior, la porción horizontal de la lamela basal del cornete medio.

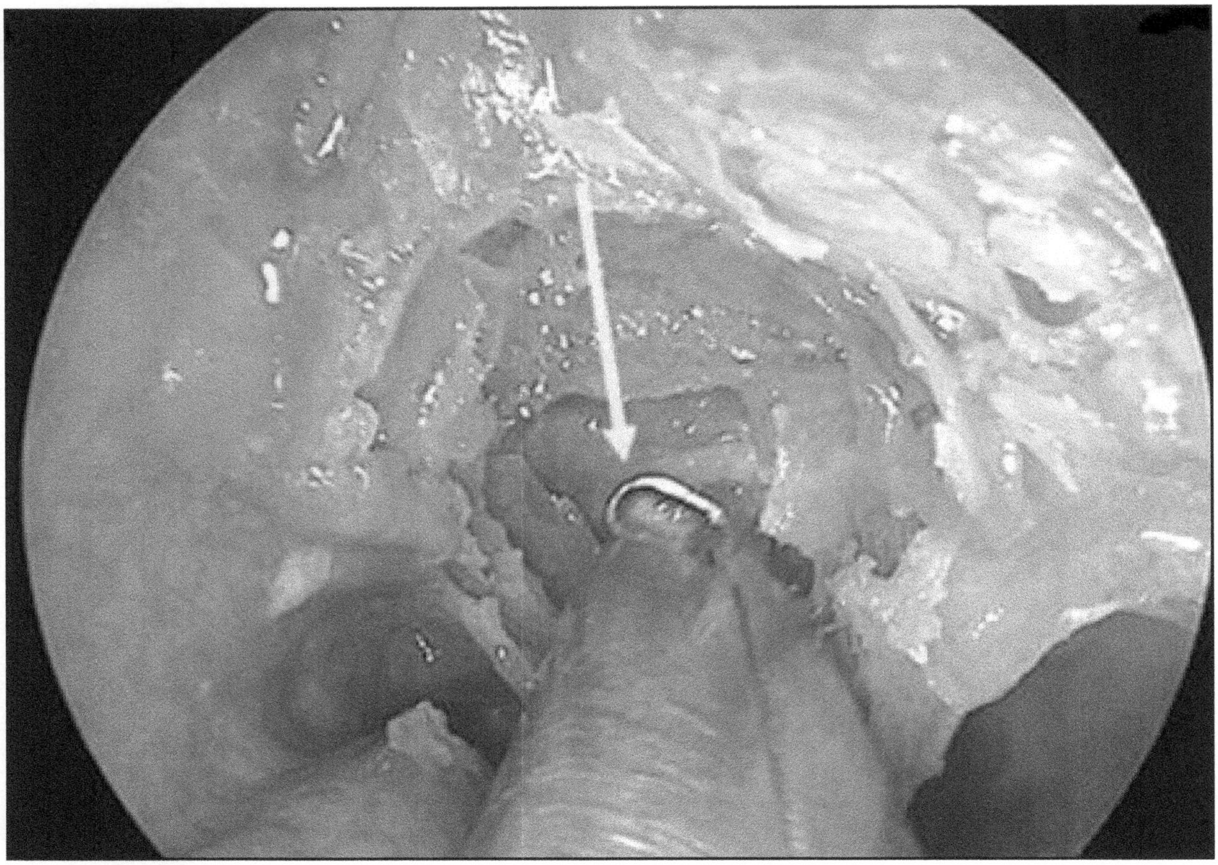

Imagen 17: Visualización con óptica de 0°

Resección de las celdillas con pinza Kerrison (flecha amarilla). Este instrumento es muy útil y seguro para realizar cuidadosamente el corte y retiro de hueso.

En etmoides posterior es más fácil reconocer la base de cráneo que en etmoides anterior, debido a que sus celdillas habitualmente son más grandes y llegan directamente a una base de cráneo normalmente más baja.

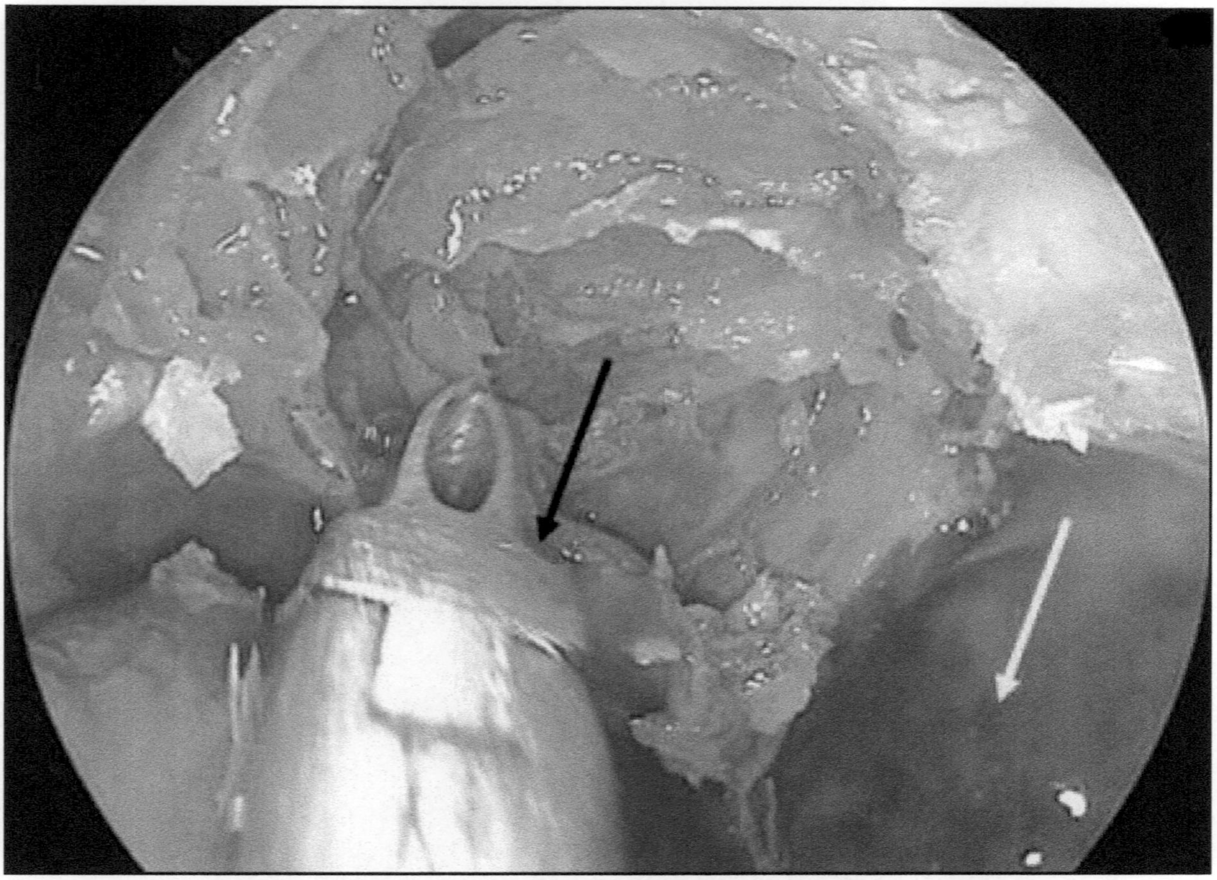

Imagen 18: Visualización con óptica de 0°

Se reseca solo parcialmente la **porción horizontal de lamela basal de cornete medio** (flecha negra), manteniendo el resto para dar mayor estabilidad al cornete y disminuir probabilidad de lateralización de éste en el post operatorio.

Se observa **antrostomía maxilar** (flecha amarilla), y el nivel del piso de la órbita. Si esta altura se proyecta hacia posterior, nos da una zona segura bajo la cual se puede trabajar sin temor de ingresar a base de cráneo. Adicionalmente, esta proyección nos dará la altura aproximada del ostium del esfenoides.

4. Esfenoidotomía

Las principales indicaciones para realizar una apertura endoscópica del seno esfenoidal es la patología inflamatoria crónica, manejo de tumores y mucoceles, complicaciones en rinosinusitis aguda, y también como vía de abordaje a base de cráneo (fundamentalmente a la silla turca en patología tumoral hipofisiaria).

Existen distintas formas de acceder al seno esfenoidal por vía endoscópica y en la mayoría de ellas, la apertura comienza con la correcta identificación del ostium y la ampliación de éste. Existen algunos reparos anatómicos para la correcta identificación del ostium, siendo uno de los principales el cornete superior (la apertura de drenaje del seno esfenoidal se encuentra posterior a éste, aproximadamente a la altura de la unión de su tercio inferior con sus dos tercios superiores).

Dentro de las principales vías de abordaje del seno esfenoidal, está la transnasal, en la cual se accede lateralizando el cornete medio y el cornete superior (el cual puede también resecarse parcialmente); la vía transetmoidal, en la que se llega al ostium atravesando las celdillas etmoidales posteriores; y la vía transeptal, en la que mediante la disección y elevación de la mucosa del septum nasal se logra la identificación del ostium, lateral a la unión del vómer al hueso esfenoidal.

A continuación, se muestra la vía transetmoidal, pues fue la forma más adecuada de abordaje en la disección realizada.

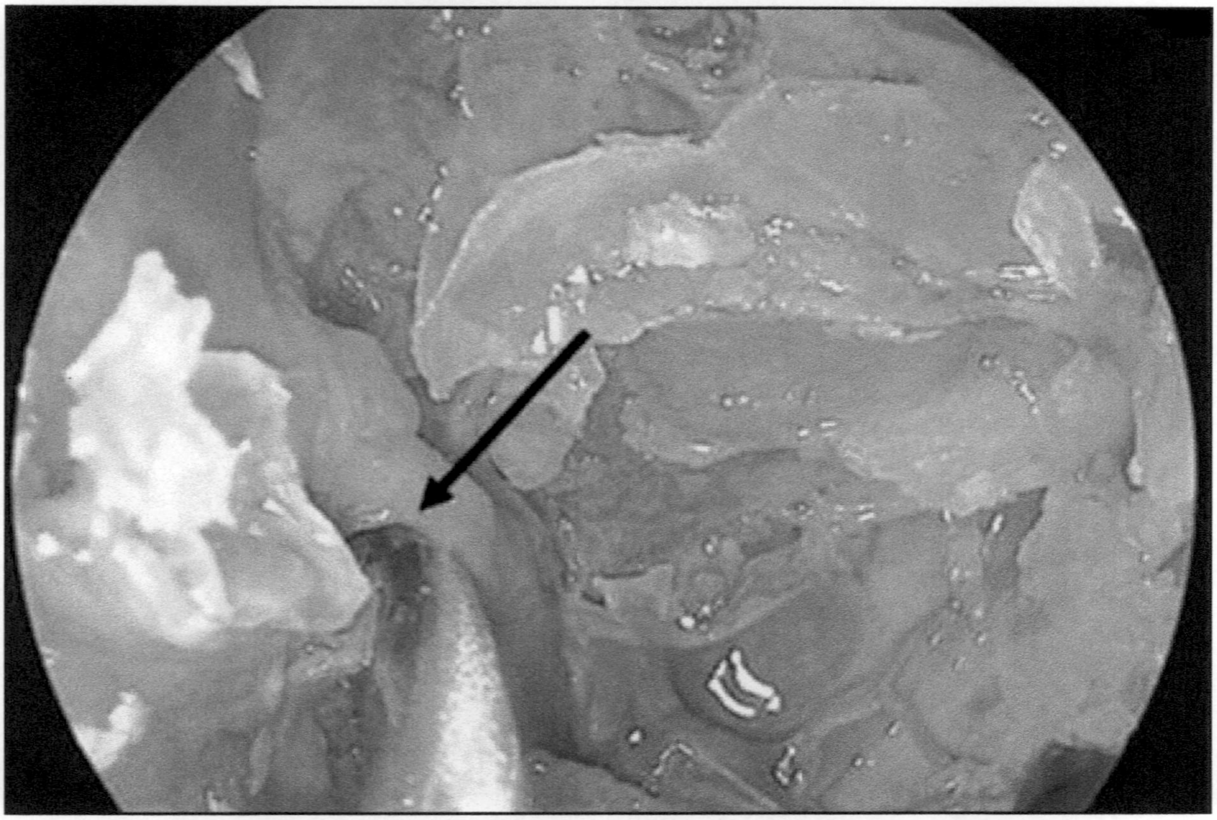

Imagen 19: Visualización con óptica de 0°

Identificación de **cornete superior** (flecha negra) por vía transetmoidal. El cornete superior se ubica medial a las celdillas etmoidales posteriores.

Se realiza palpación con elevador de Freer del cornete superior, el cual se lateraliza buscando el ostium del esfenoides, que se encuentra posterior a su porción más inferior. Con este instrumental es posible palpar el ostium, aunque no sea visible, buscándolo con una presión controlada aplicada en la cara anterior del seno esfenoidal.

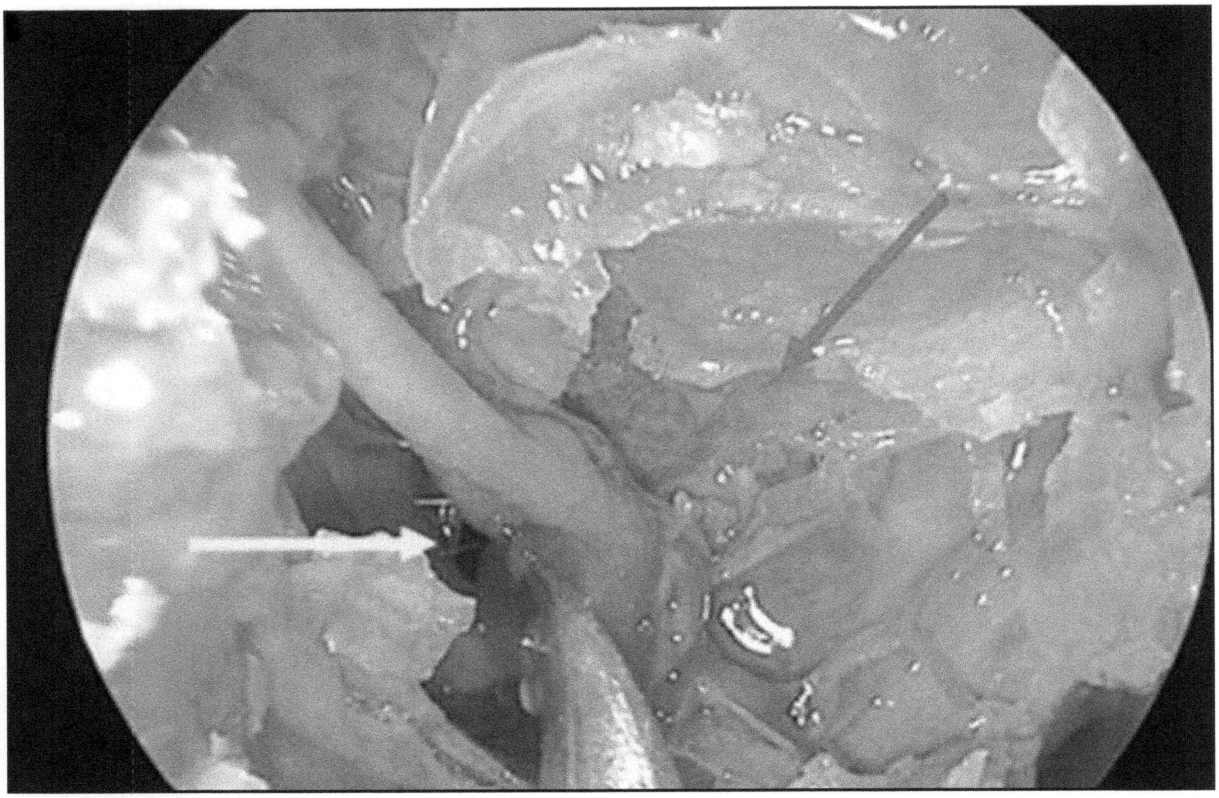

Imagen 20: Visualización con óptica de 0°

Una vez lateralizado el cornete superior, es posible visualizar el **ostium del seno esfenoidal** (flecha amarilla).

Se observa también **particiones óseas de celdillas etmoidales posteriores**, que van a base de cráneo (flecha roja). Estos restos óseos requieren ser removidos completa y cuidadosamente para lograr obtener una etmoidectomía limpia, sin lesiones en base de cráneo ni órbita.

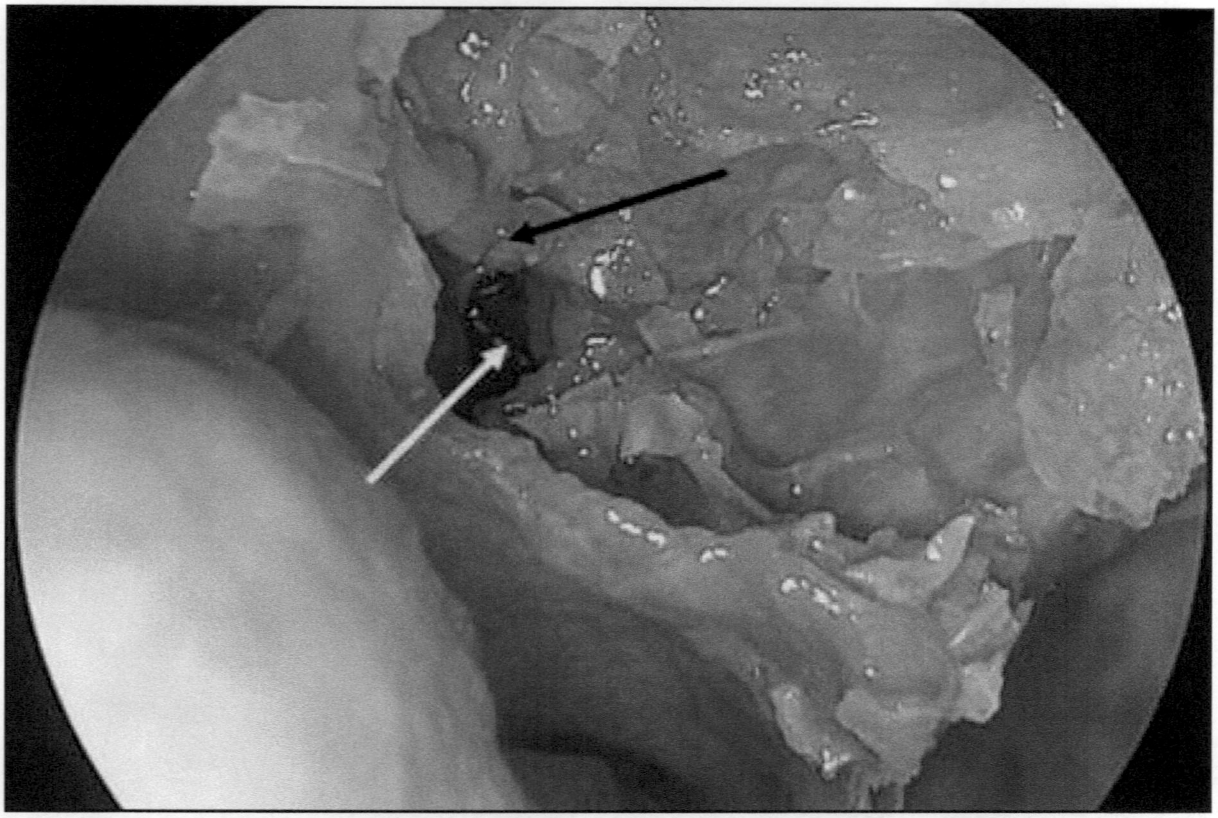

Imagen 21: Visualización con óptica de 0°

Resección parcial de porción inferior de cornete superior (flecha negra), para mejor visualización de **ostium esfenoidal** (flecha amarilla).

Se identifica claramente la conservación de porción horizontal de lamela basal de cornete medio y su unión a la pared lateral nasal.

Se observa la relación concordante entre la altura del piso de la órbita y la altura del ostium esfenoidal.

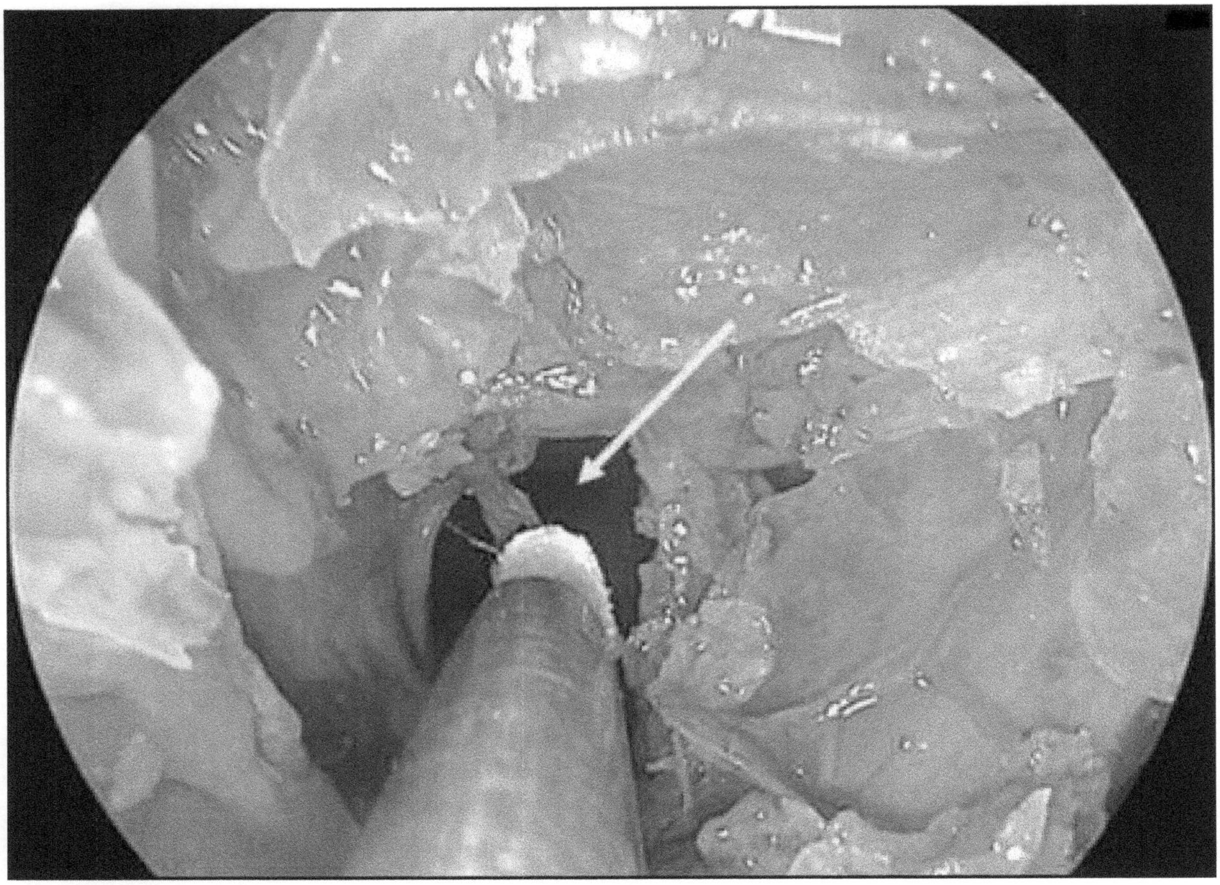

Imagen 22: Visualización con óptica de 0°

Apertura del seno esfenoidal, a través de la **ampliación del ostium** (flecha amarilla) con pinza kerrison.

La apertura inicialmente debe realizarse hacia arriba y hacia lateral, hasta lograr tener una buena visualización de las estructuras en su interior y así ampliar con más seguridad el cuadrante superolateral.

Hacia inferior debe tenerse precaución con la arteria septal posterior, la cual puede conservarse con un colgajo de rescate o cauterizarse con bipolar y sacrificarse.

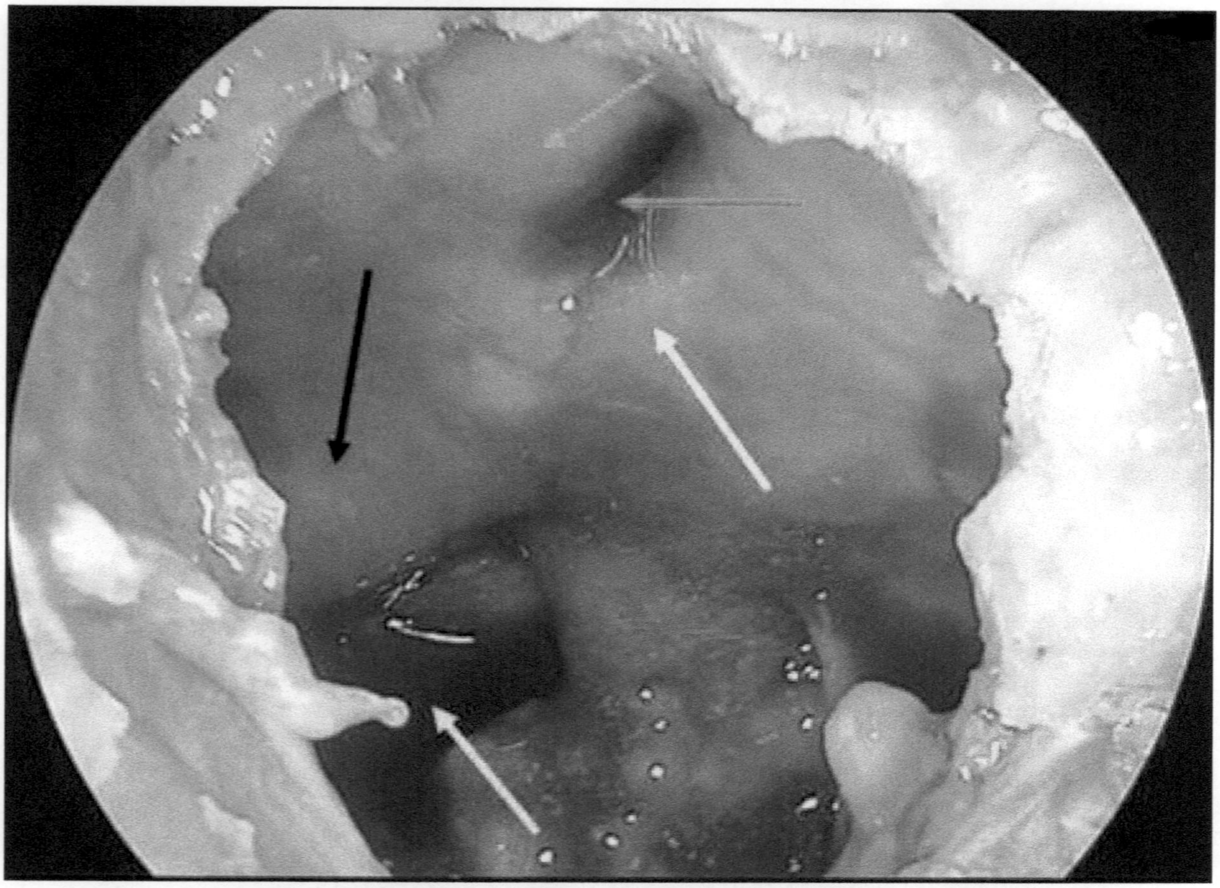

Imagen 23: Visualización con óptica de 0° de esfenoidotomía izquierda amplia

Silla turca (flecha negra).

Receso clival: (flecha amarilla).

Porción paraclival de arteria carótida interna (flecha roja).

Nervio óptico (flecha azul).

Receso opticocarotídeo lateral (flecha verde).

Genu anterior de arteria carótida interna (flecha blanca).

5. Disección del receso, seno frontal y vía lagrimal

Las cirugías del receso y del seno frontal son de las más desafiantes, debido a la complejidad y a la variabilidad de su anatomía, su relación cercana con estructuras delicadas, y la posibilidad de generar patología rinosinusal post quirúrgica, como mucoceles.

Dentro de las claves para la cirugía del frontal está el realizar una buena evaluación de la imagenología en el preoperatorio, permitiendo el reconocimiento de los distintos tipos de celdillas que se deben abrir, y del trayecto de la vía de drenaje del seno, pues la disección del receso, desde la vía de drenaje resulta una forma más segura y ordenada que a través de las celdillas.

Actualmente, una de las vías de abordaje más prácticas es a través de la ampliación de la axila del cornete medio hacia superior, con o sin la confección de un colgajo axilar o similar, logrando una buena identificación del Agger Nasi y de la vía de drenaje, que habitualmente se encuentra posteromedial a esta celdilla. De esta forma, con óptica de 0° o de 30° es posible acceder más cómoda y directamente al seno frontal.

Existen otras buenas opciones, como la técnica «outside-in», en la cual se fresa el piso del seno frontal directamente en su porción más medial, previa identificación del límite posterior en los primeros filetes olfatorios.

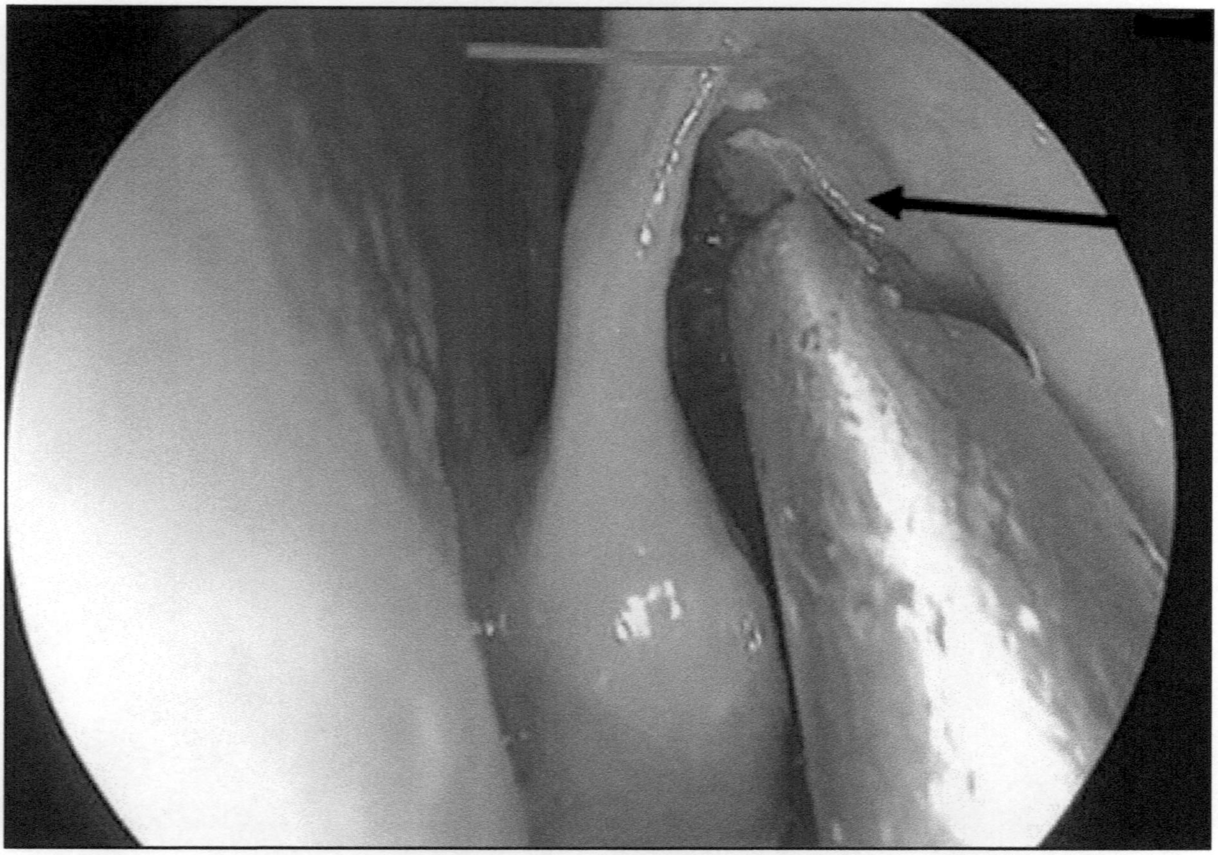

Imagen 24: Visión con óptica de 30°

Se observa **axila de cornete medio izquierdo** (flecha roja). En la región superior de esta axila habitualmente se encuentra la celdilla de Agger Nasi.

Se completa la resección de **porción más superior de apófisis unciforme** (flecha negra) con microdebridador.

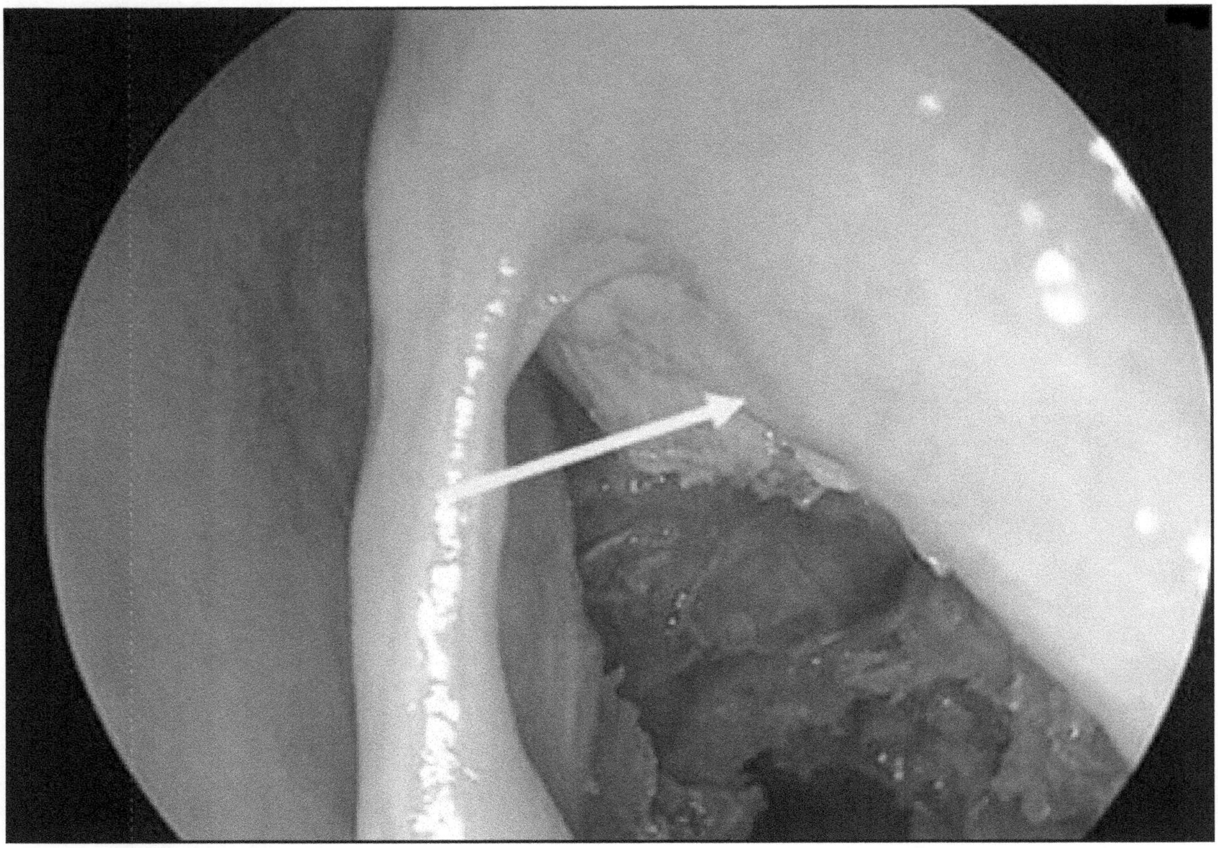

Imagen 25: Visión con óptica de 30°

Se observa como la porción más superior de la apófisis unciforme que fue resecada, termina formando parte de la **porción posterior de la pared medial de la celdilla de Agger Nasi** (flecha amarilla).

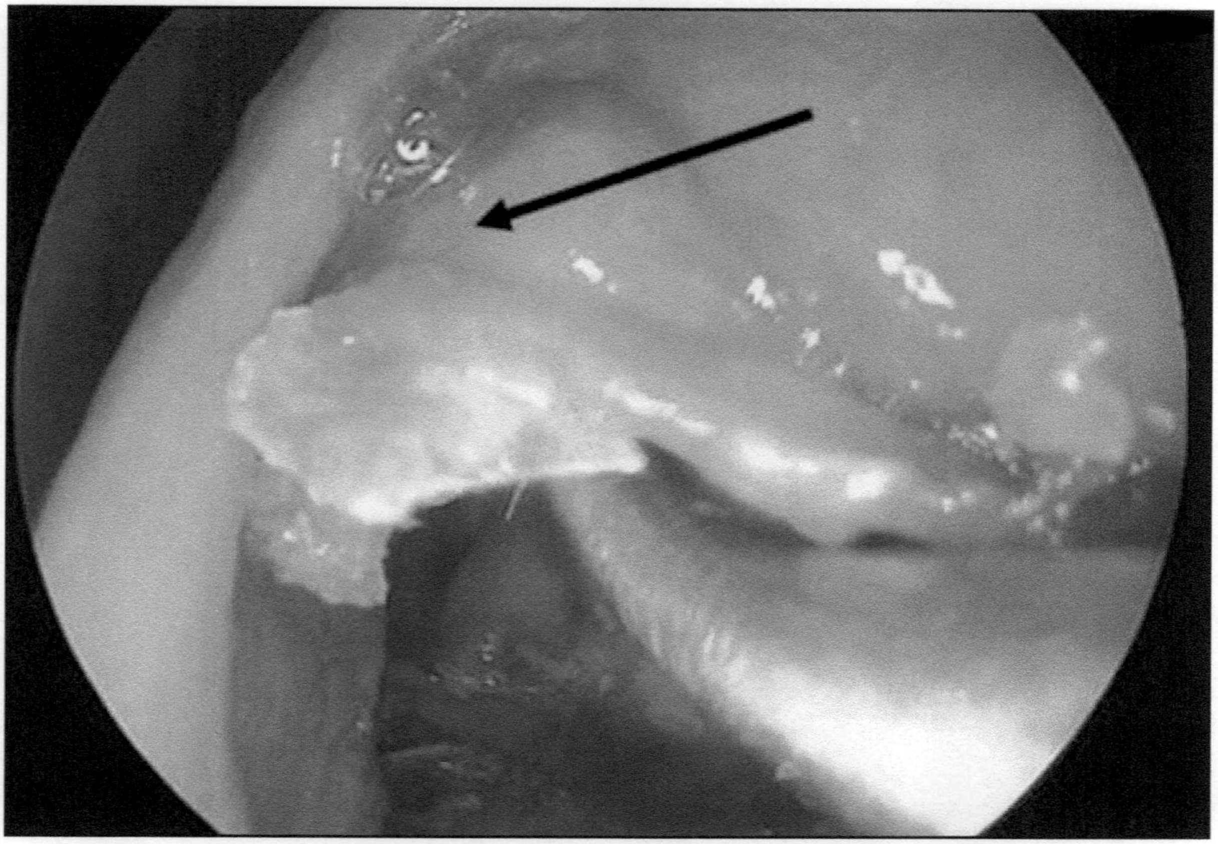

Imagen 26: Visión con óptica de 30°

Apertura de celdilla de **Agger Nasi, pared inferior** (flecha negra).

La fractura de la celdilla se realiza de posterior hacia anterior, manteniéndose en línea media para evitar lesionar órbita y/o base de cráneo.

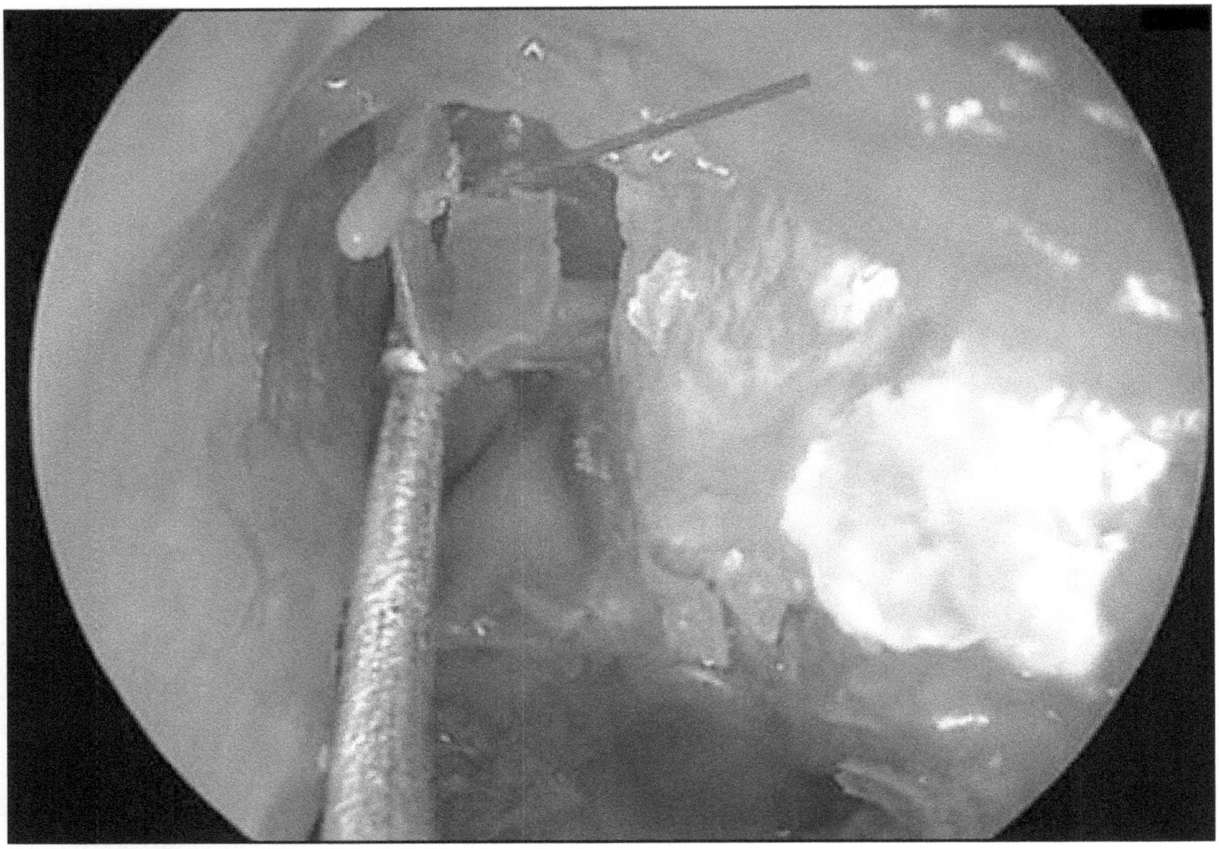

Imagen 27: Visión con óptica de 30°

Una vez resecada la pared inferior es posible visualizar la **pared posterior de la celdilla de Agger Nasi** (flecha roja).

El instrumental se encuentra posterior y medial a la celdilla, explorando la probable ubicación de la vía de drenaje del seno frontal.

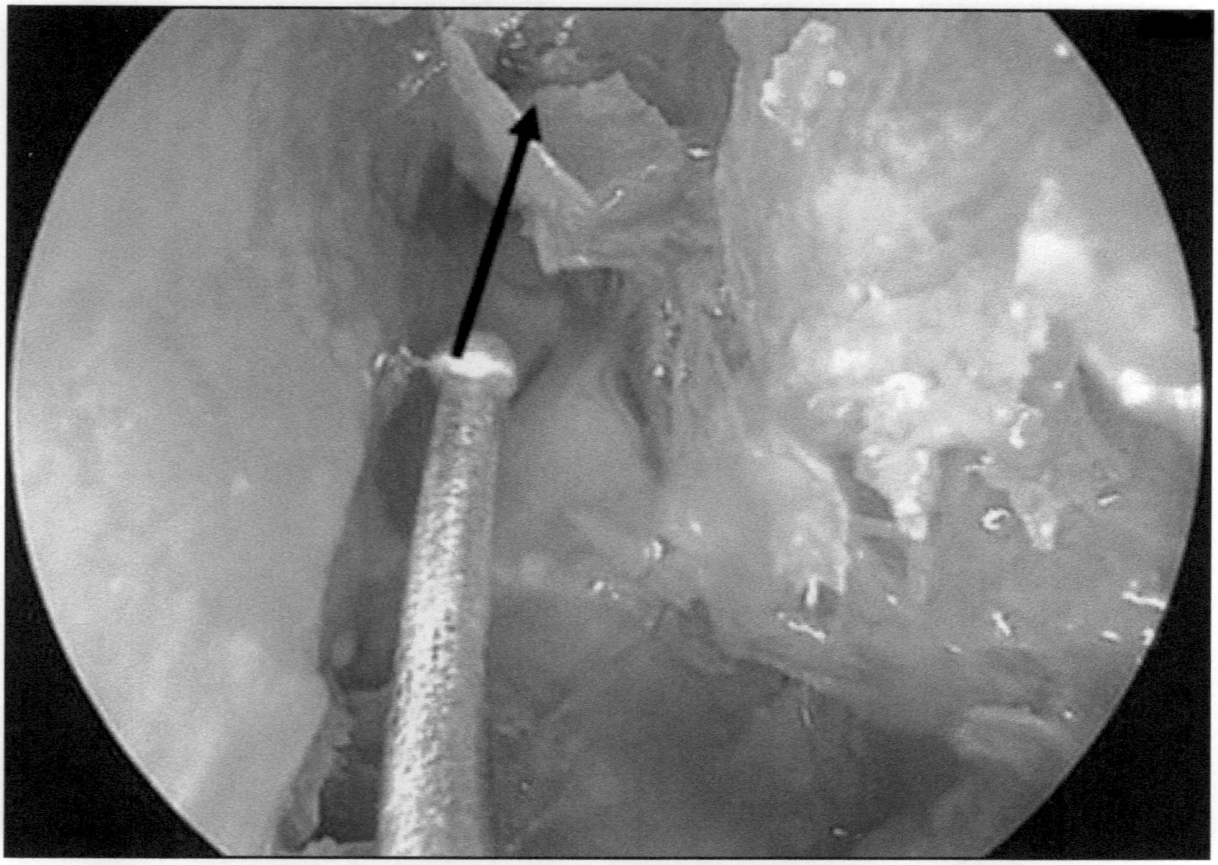

Imagen 28: Visión con óptica de 30°

Se visualiza más de cerca la **celdilla Agger Nasi parcialmente resecada** (flecha negra).

Los remanentes óseos que quedan idealmente deben seguir siendo removidos de posterior a anterior.

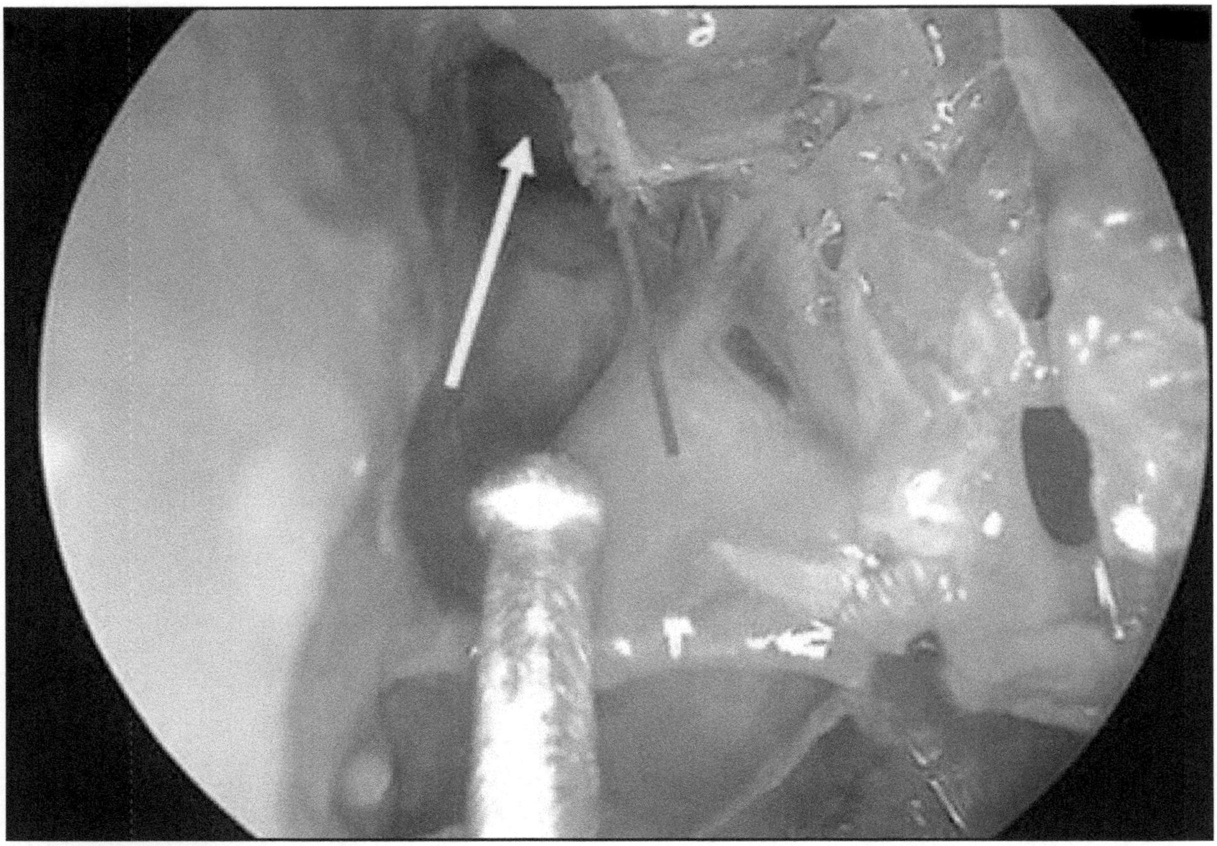

Imagen 29: Visión con óptica de 30°

Posteromedial a la celdilla de Agger Nasi, se identifica **vía de drenaje de seno frontal** (flecha amarilla).

Barra vertical: (flecha azul) unión de porción más superior de apófisis unciforme a región posterior de pared medial de Agger Nasi.

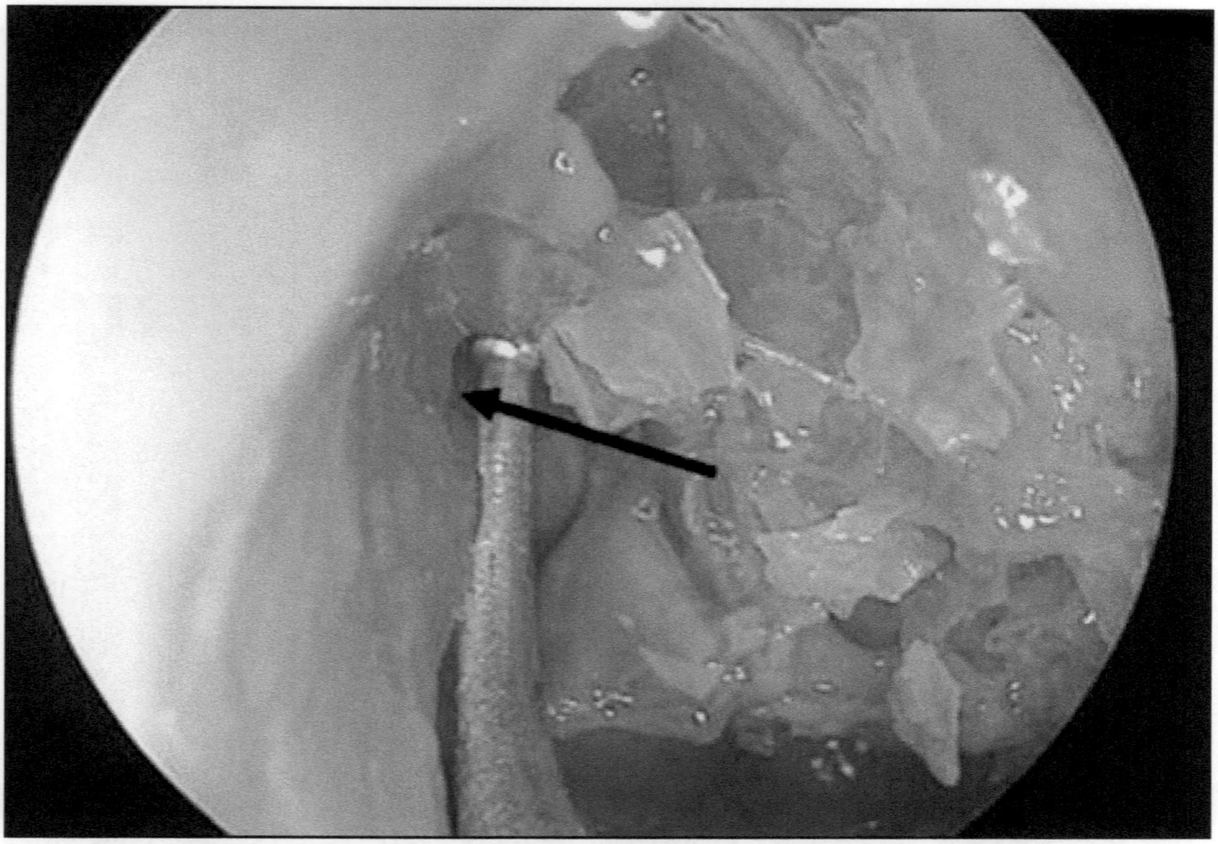

Imagen 30: Visión con óptica de 30°

Se observa el **tactador en la vía de drenaje de seno frontal** (flecha negra). Tener identificada esta vía de drenaje en el intraoperatorio, con ayuda del análisis imagenológico previo de las celdillas del receso del frontal, permite realizar una cirugía más segura.

Desde la vía de drenaje del seno frontal, se realizará la fractura de celdillas hacia anterior.

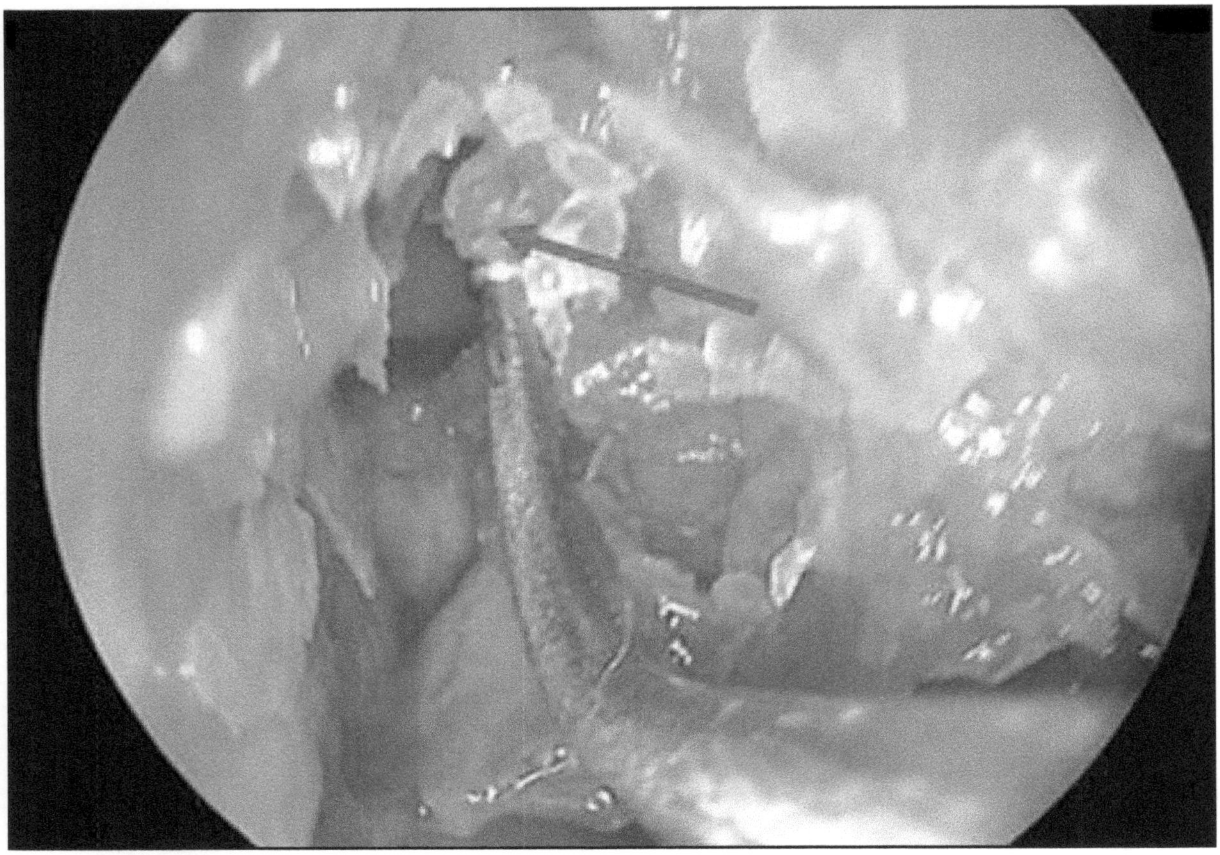

Imagen 31: Visión con óptica de 30°

Se observa como con el instrumental en la vía de drenaje se realiza la **fractura de paredes óseas de las celdillas hacia anterior y lateral** (flecha roja), protegiendo de esta forma la base de cráneo, que a esta altura se encuentra hacia posterior y medial.

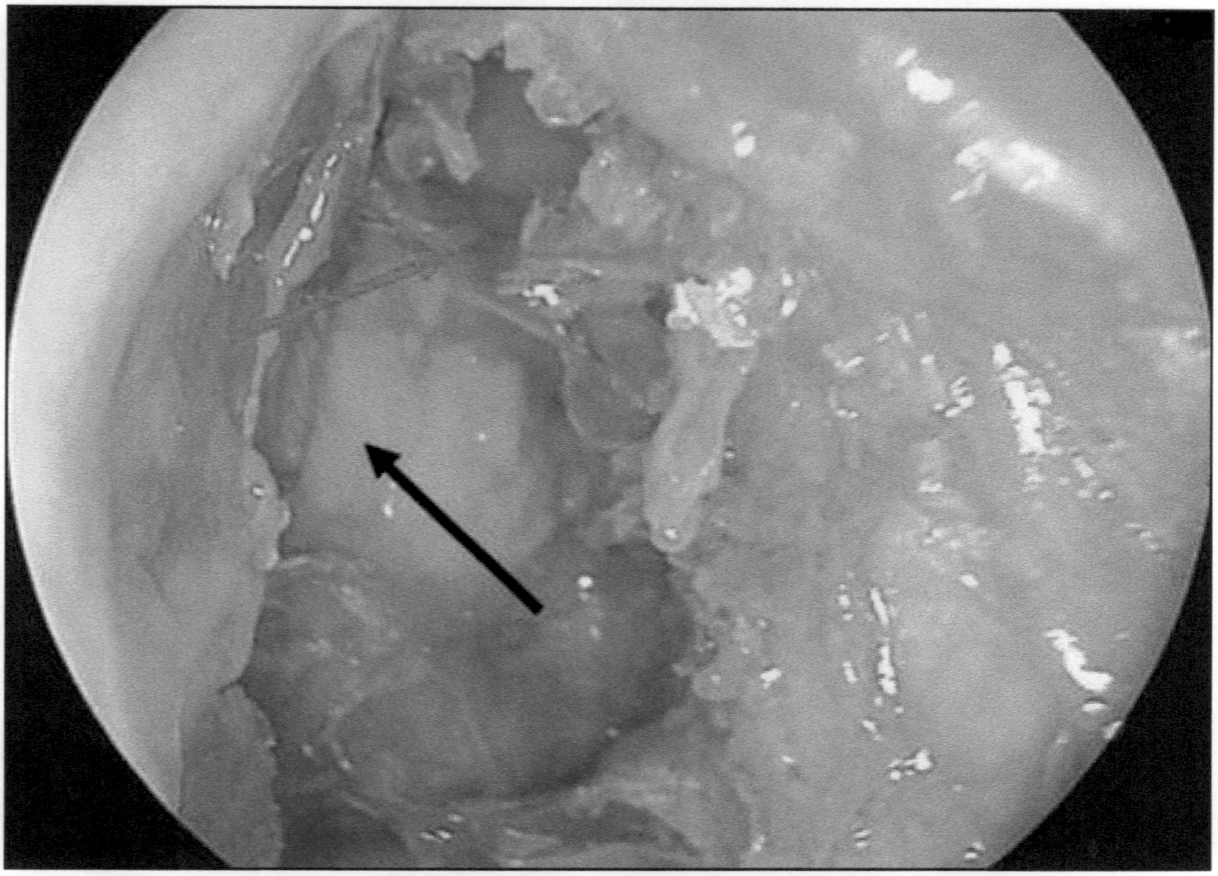

Imagen 32: Visualización con óptica de 30° hacia superior

Se identifica la **base de cráneo a nivel de la fóvea etmoidal** (flecha negra) y el **trayecto de la arteria etmoidal anterior** (flecha roja) desde posterolateral, saliendo de la órbita, hacia antero-medial ingresando a nivel de la lamela lateral.

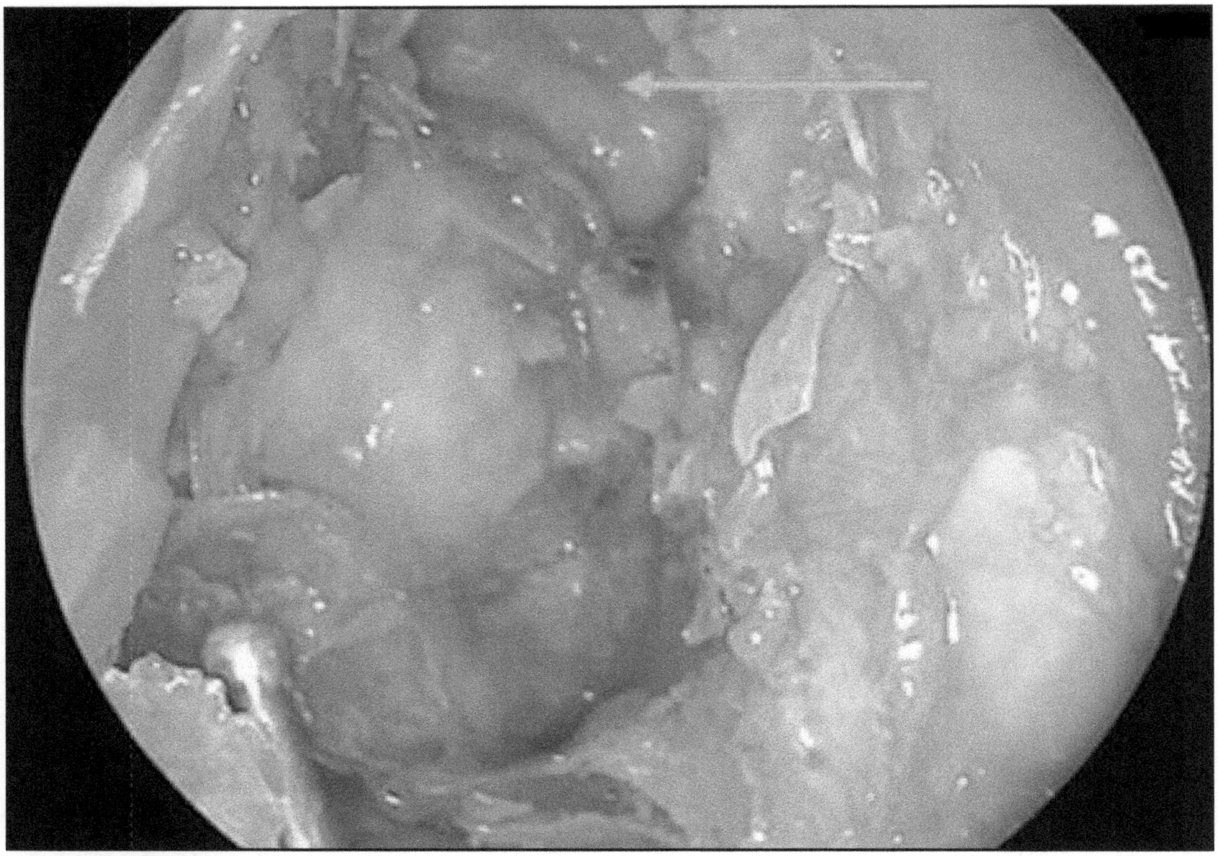

Imagen 33: Visualización con óptica de 30° hacia superior

Inmediatamente anterior a la arteria etmoidal anterior, lo que se observa no es el seno frontal, sino que la apertura de **celdillas posteriores del receso frontal** (flecha azul).

El seno frontal se encuentra más anterior y superior.

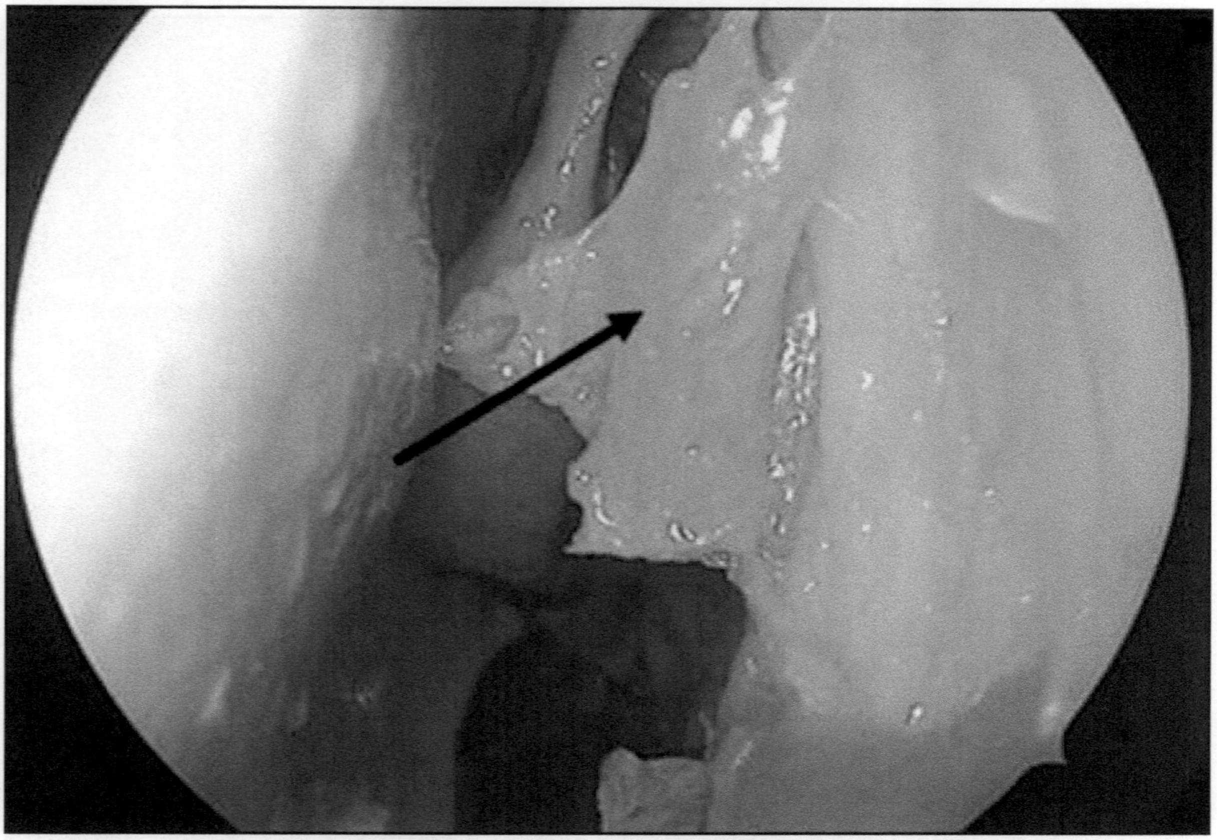

Imagen 34: Visualización con óptica de 30°

Elevación de **flap mucoso de base posterior de pared lateral nasal** (flecha negra), exponiendo proceso ascendente de hueso maxilar.

La incisión superior para la confección de este flap en una dacriocistorrinostomía debe realizarse 8-10 mm por sobre el nivel de la axila del cornete medio, para logra tener total exposición de saco lagrimal.

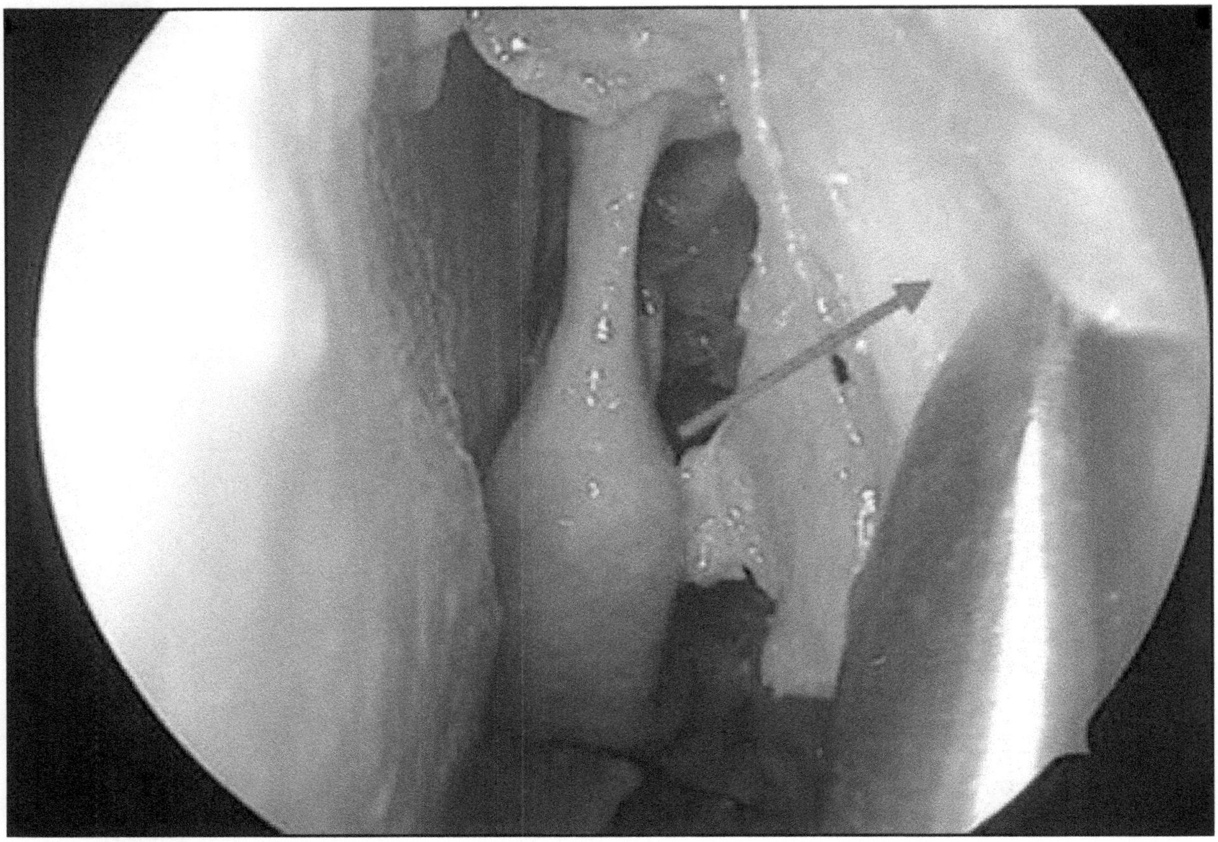

Imagen 35: Visualización con óptica de 30°

Se observa el instrumental apoyado en el **proceso ascendente del hueso maxilar** (flecha roja), detrás del cual está el saco y el trayecto descendente del conducto naso lagrimal.

Este hueso puede ser removido con fresa o con cincel.

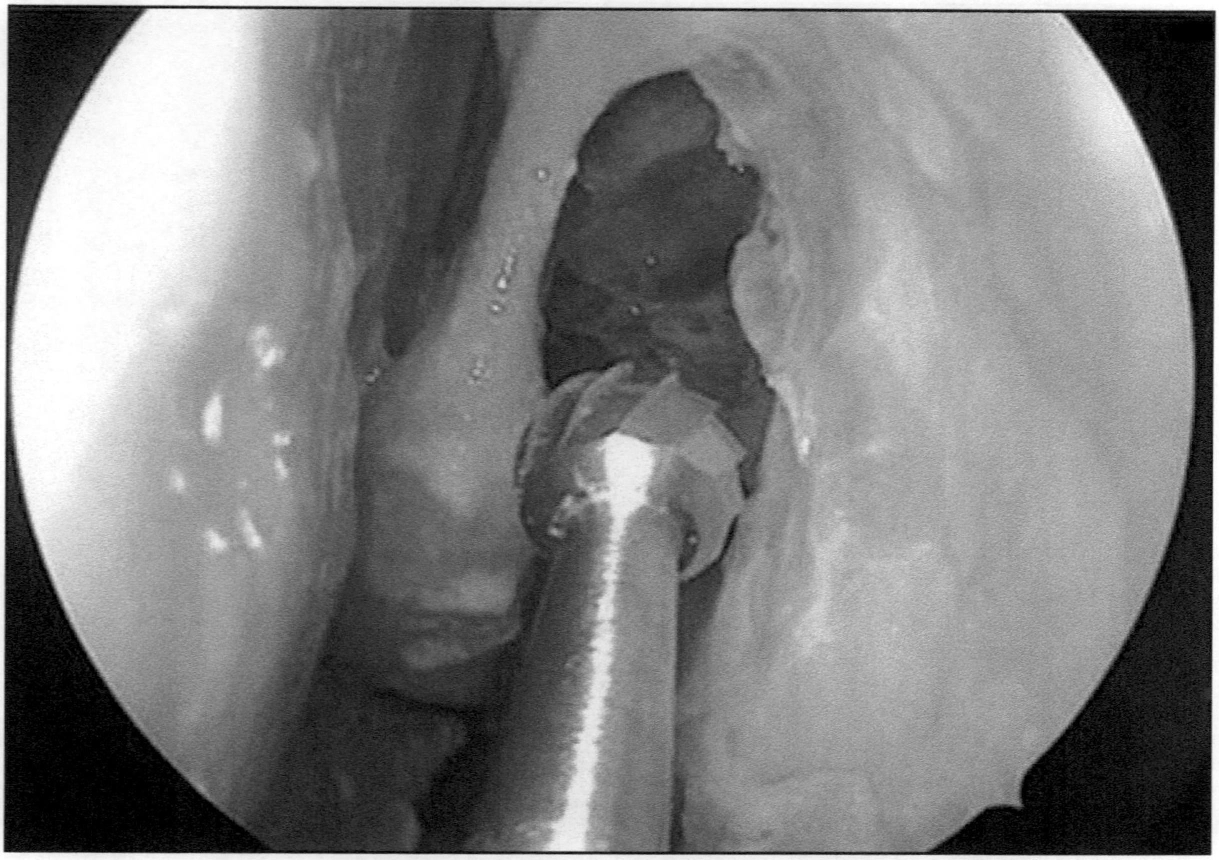

Imagen 36: Visualización con óptica de 30°

Se observa la introducción de una fresa, para poder remover hueso del proceso ascendente del maxilar, expuesto tras la confección del flap mucoso, y que nos va a permitir exponer el saco lagrimal.

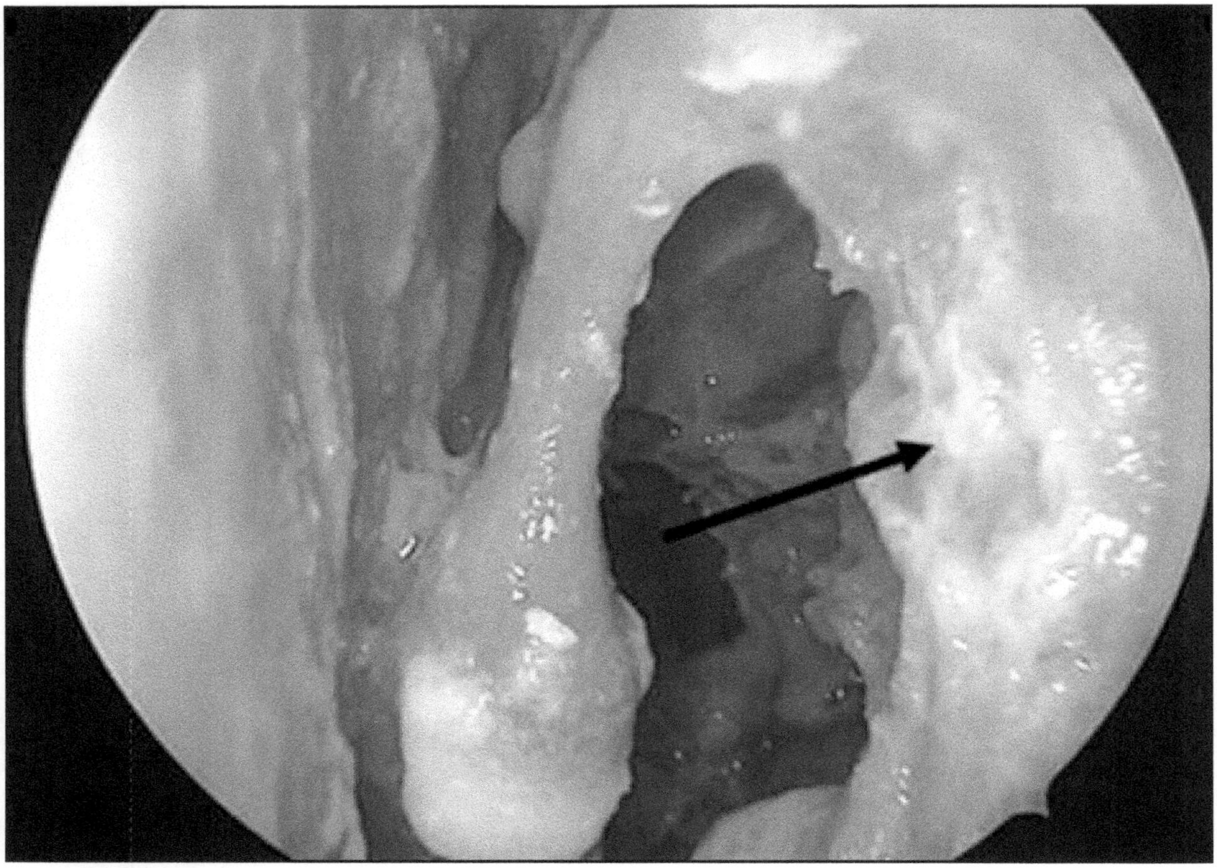

Imagen 37: Visualización con óptica de 30°

Una vez fresado, queda expuesta una porción **del saco lagrimal** (flecha negra). Observar la relación que tiene levemente anterior respecto del cornete medio.

La remoción parcial de este hueso y posterior identificación de vía lagrimal es necesaria también al realizar un abordaje pre lagrimal del seno maxilar.

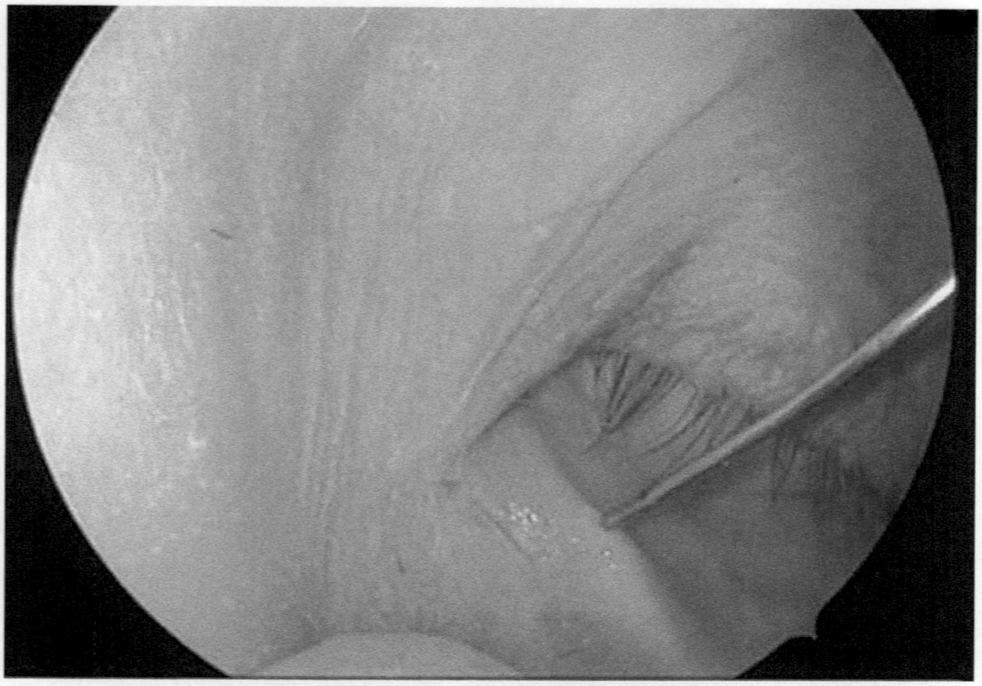

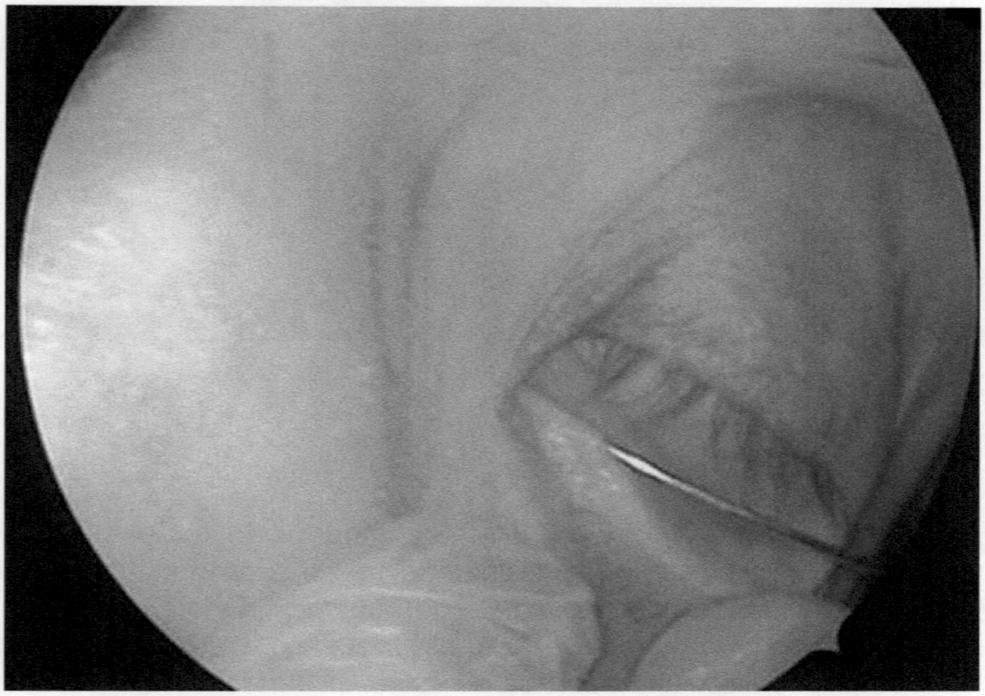

Imagen 38 - 39: Visión con óptica de 30° de ojo izquierdo

Se observa el paso de un **dilatador de punto lagrimal**, ingresando por punto lagrimal inferior, primero avanzando 2 mm verticalmente, y luego paralelamente a párpado inferior hacia medial, a través del conductillo lagrimal inferior, en dirección a saco lagrimal.

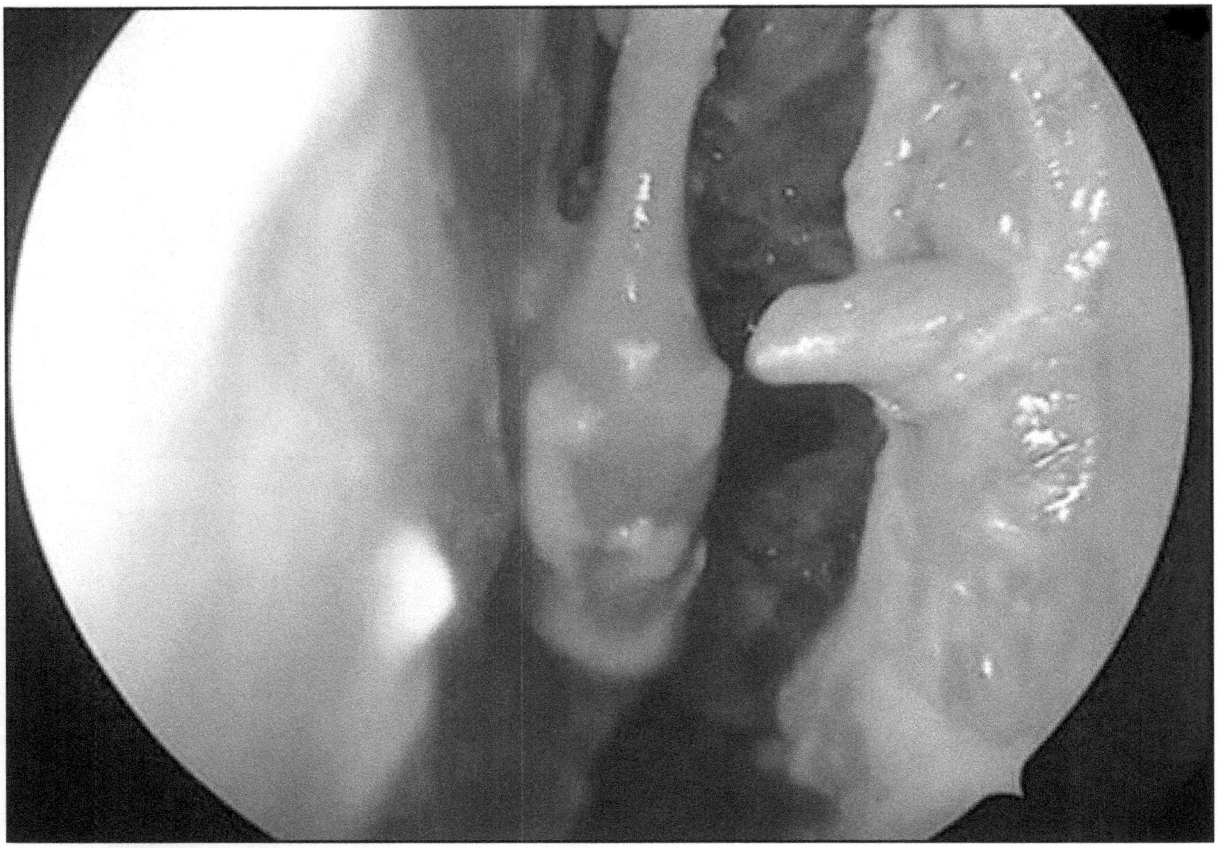

Imagen 40: Visualización con óptica de 30°

Se puede apreciar, como el dilatador introducido en el punto y conductillo lagrimal inferior, se insinúa dentro de la porción inferior del saco lagrimal. Es posible visualizar por transparencia la sonda metálica, lo cual confirma que se está dentro del saco, y que por lo tanto será seguro realizar una apertura de éste.

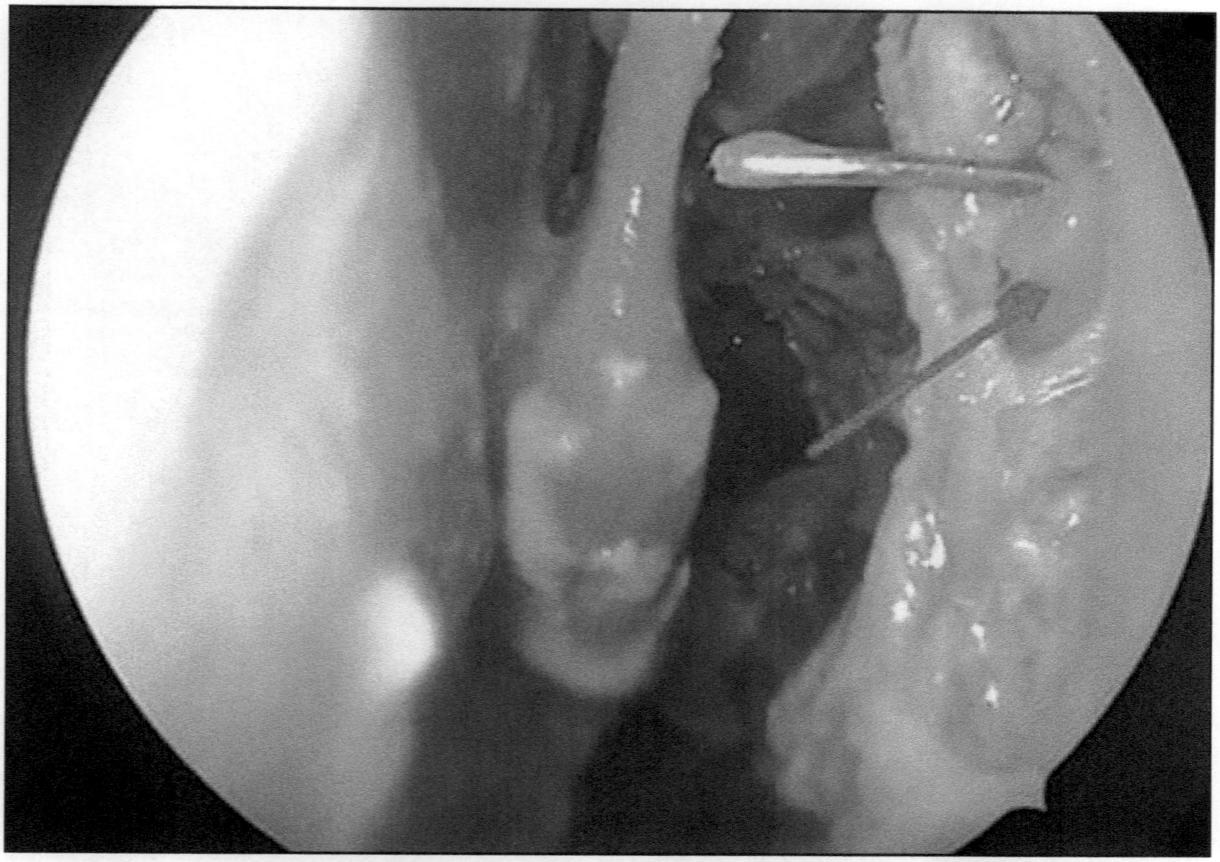

Imagen 41: Visualización con óptica de 30°

Se observa el **saco lagrimal abierto** (flecha roja) con la presencia del dilatador de punto lagrimal en su interior, lográndose una comunicación directa y libre entre el inicio de la vía lagrimal con la fosa nasal ipsilateral.

El mismo procedimiento puede realizarse desde el punto lagrimal superior.

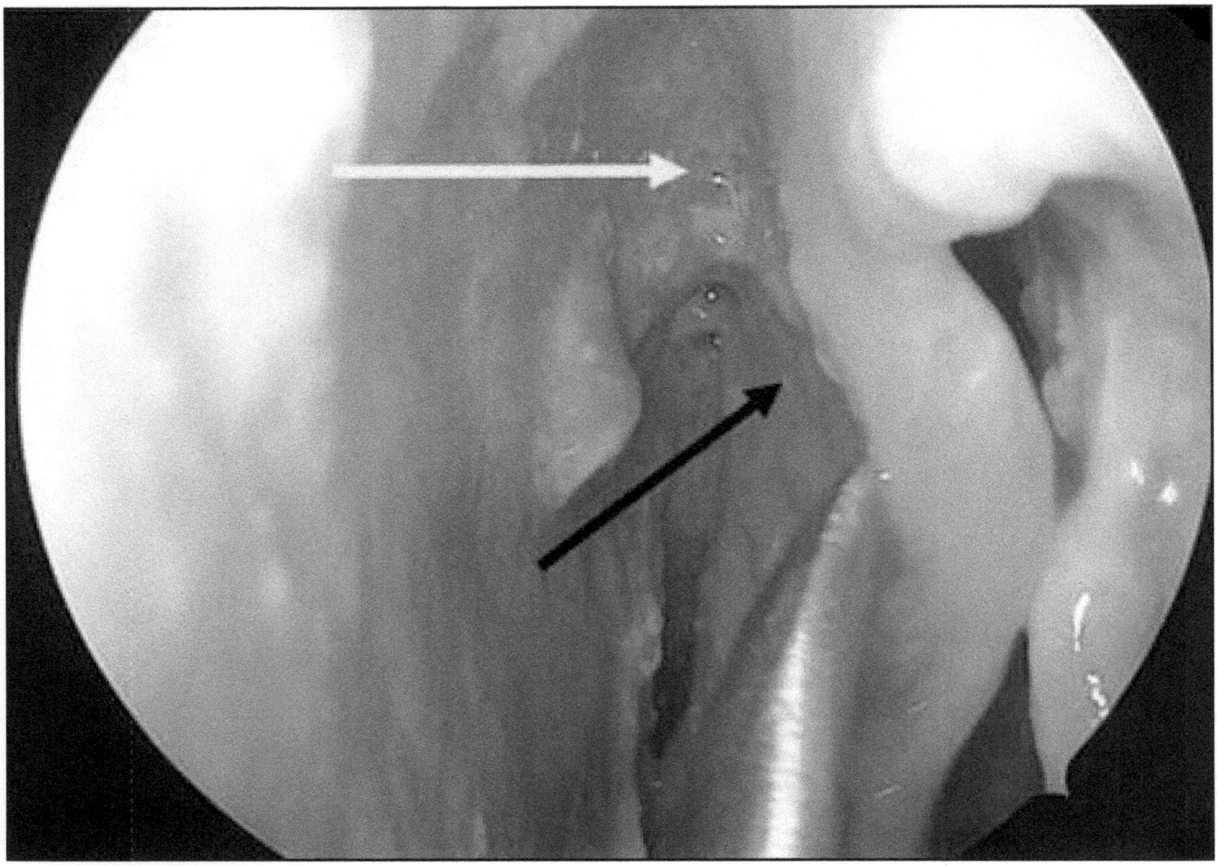

Imagen 42: Visualización con óptica de 30°

Vemos la porción superior de una fosa nasal izquierda, en la que se está lateralizando el **cornete medio** (flecha negra) y vemos su relación en su inserción superior a **base de cráneo, a nivel de la fosa olfatoria** (flecha amarilla).

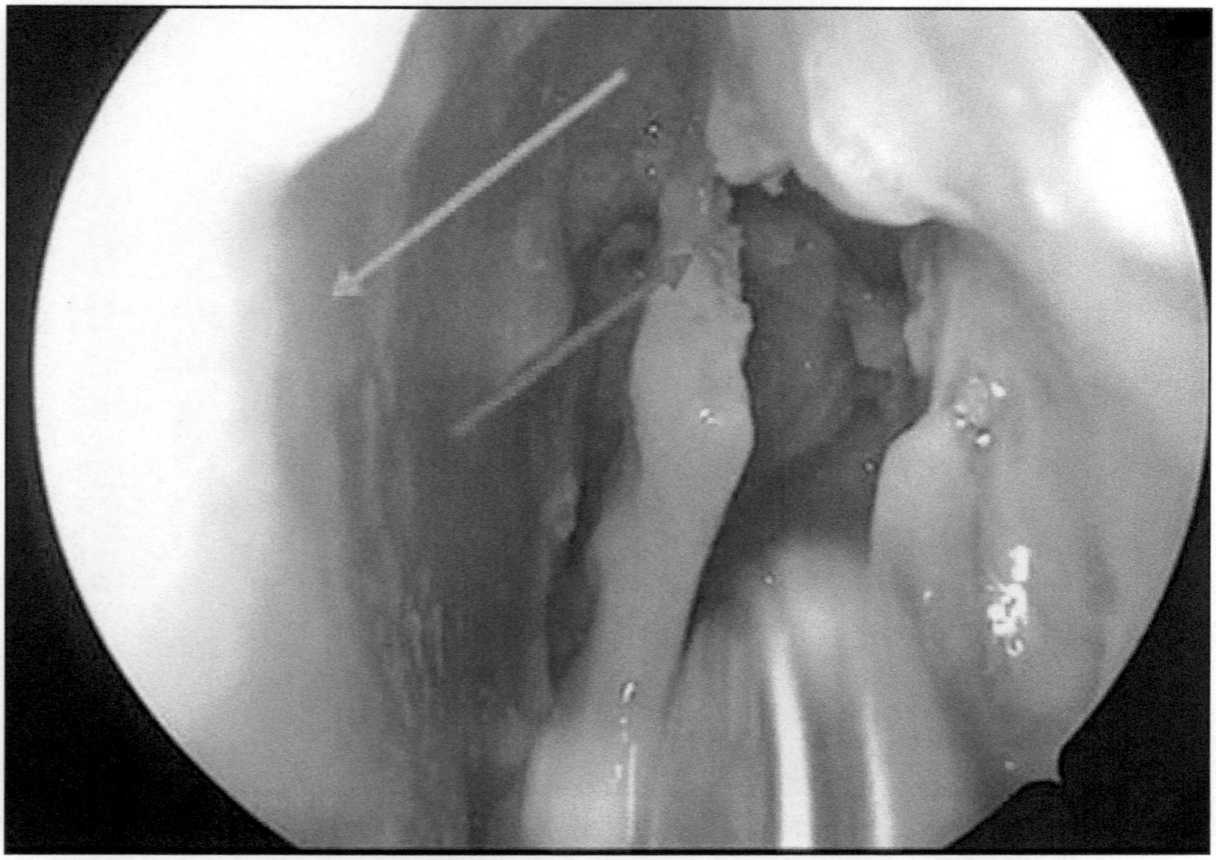

Imagen 43: Visualización con óptica de 30°

Se observa la **resección parcial de porción anterosuperior de cornete medio** (flecha roja), para realización de Draf 2b, siendo el límite medial de la resección el **septum nasal** (flecha azul).

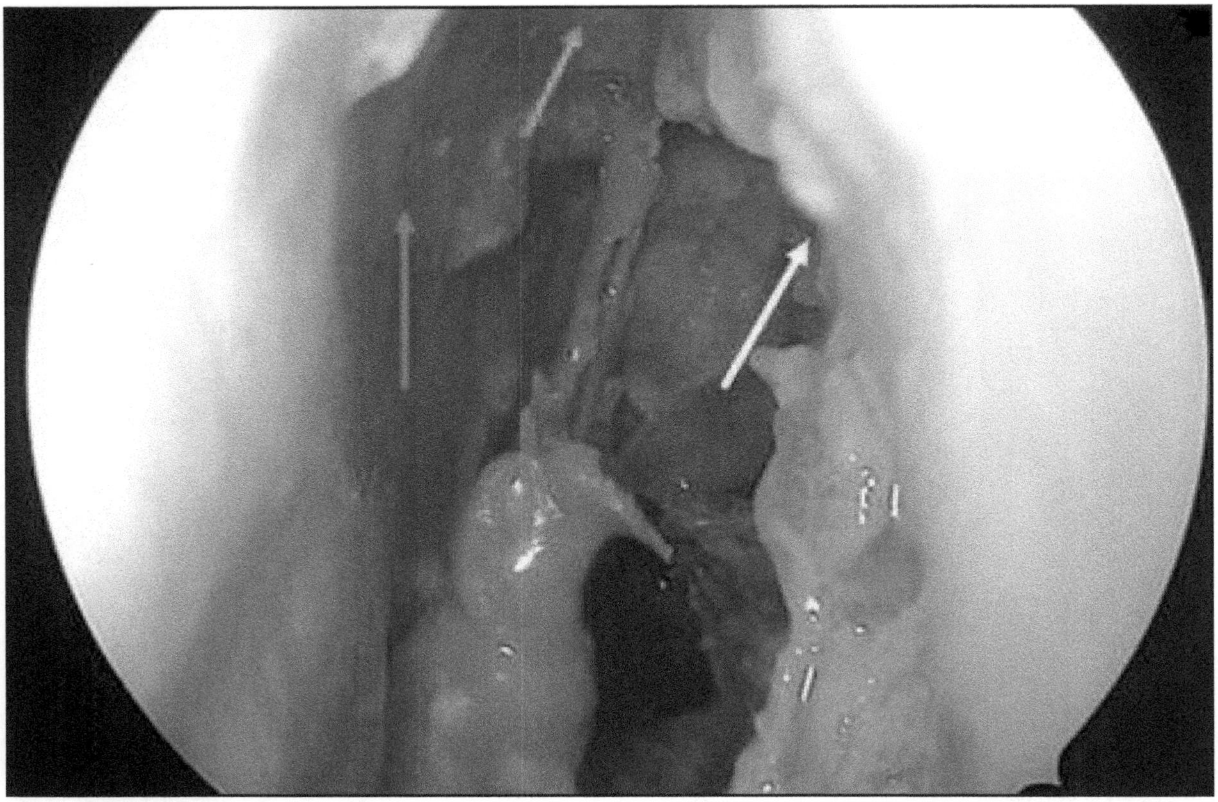

Imagen 44: Visión hacia superior con óptica de 30°

Es posible apreciar como con esta resección de la porción anterosuperior del cornete medio, se logra ganar un espacio mucho más amplio para el **drenaje del seno frontal** (flecha verde), cuyo piso se encuentra anterior a la fosa olfatoria, y que luego podrá ser ampliado, teniendo como límite medial el **septum nasal** (flecha azul), y como límite lateral, la **pared medial de órbita** (flecha amarilla).

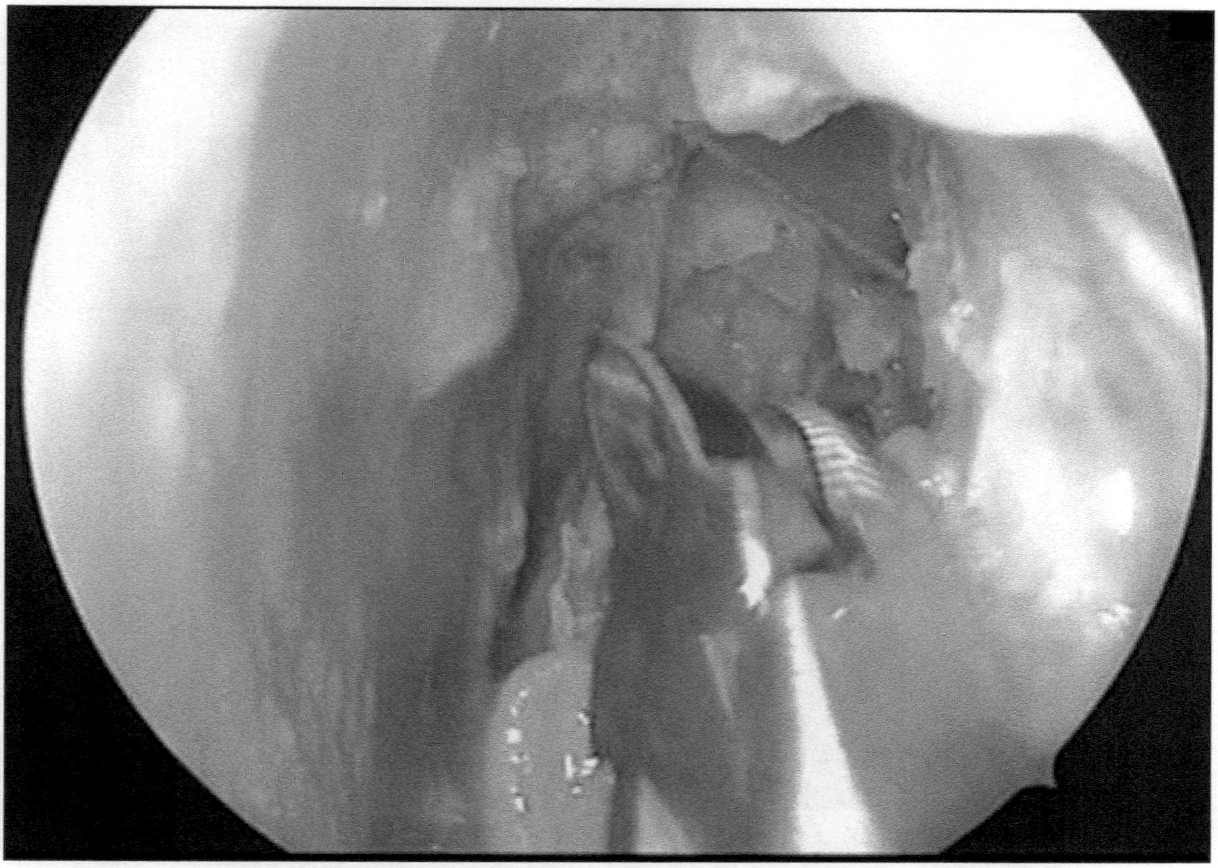

Imagen 45: Visión hacia superior con óptica de 30°

La resección cuidadosa, con instrumental cortante, de la porción anterosuperior del cornete medio se prolonga hasta su **inserción a la fosa olfatoria** (flecha roja), específicamente en relación con la unión de la lamela lateral y la lámina cribosa del etmoides.

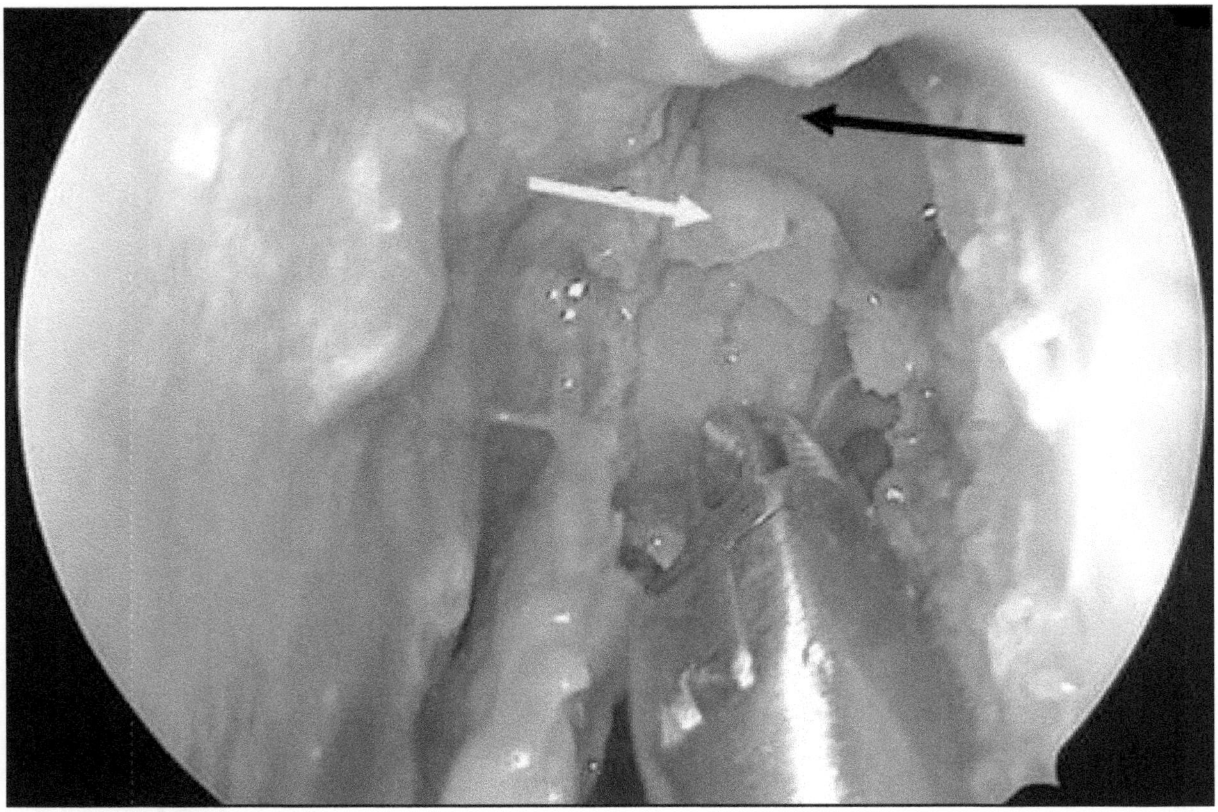

Imagen 46: Visualización amplia de base de cráneo anterior con óptica de 30°

Se observa como la rinobase comienza a **cambiar de ángulo hacia anterior** (flecha negra) pasando de ser casi horizontal en el techo de las celdillas etmoidales, a ser casi vertical en la pared posterior del seno frontal.

Es posible advertir la presencia de **pared anterior de celdilla del receso** (flecha amarilla) justo anterior a la arteria etmoidal anterior.

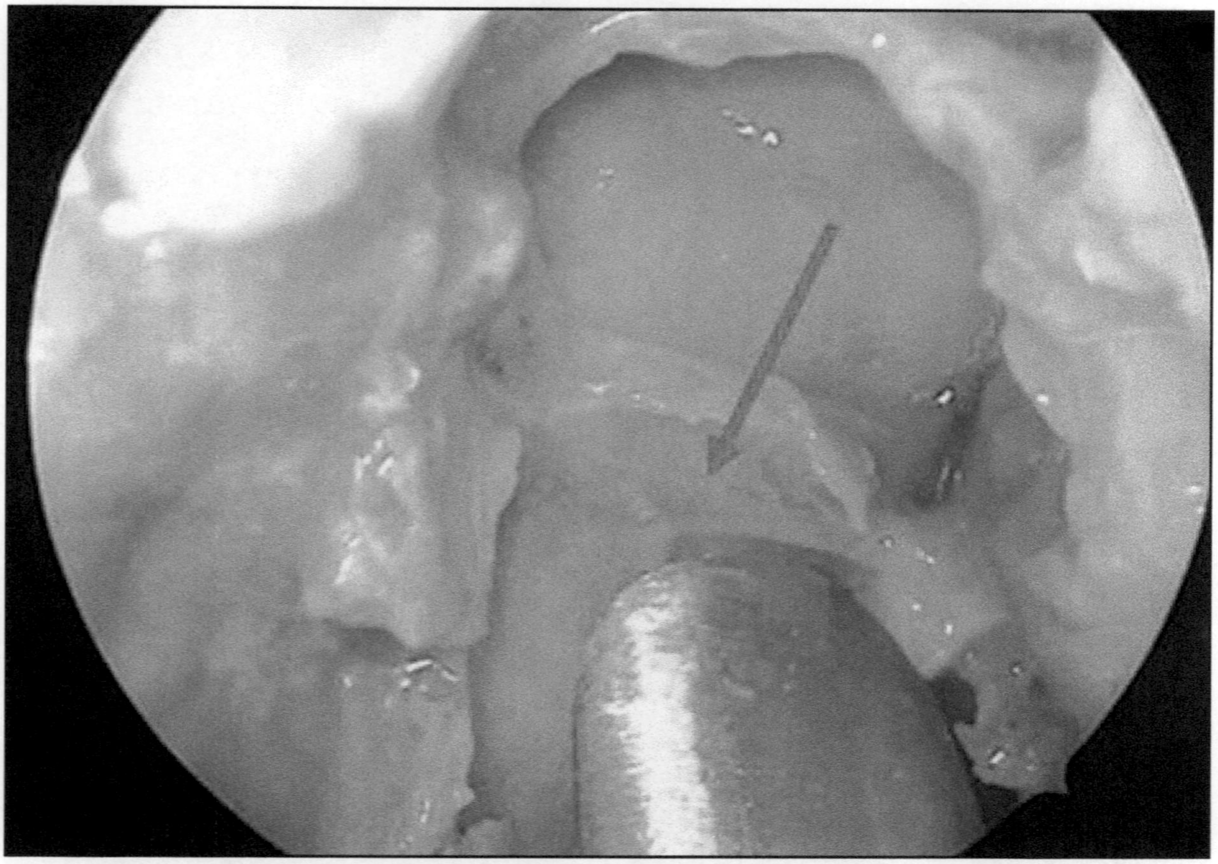

Imagen 47: Visualización amplia de base de cráneo anterior con óptica de 30°

Resecada la pared ósea de celdilla posterior de receso frontal, que podría corresponder a una Supra Bulla, o a la misma inserción superior de la Bulla Etmoidal, es posible visualizar claramente el trayecto de la **arteria etmoidal anterior en base de cráneo** (flecha roja), con su orientación de lateral a medial y de posterior a anterior.

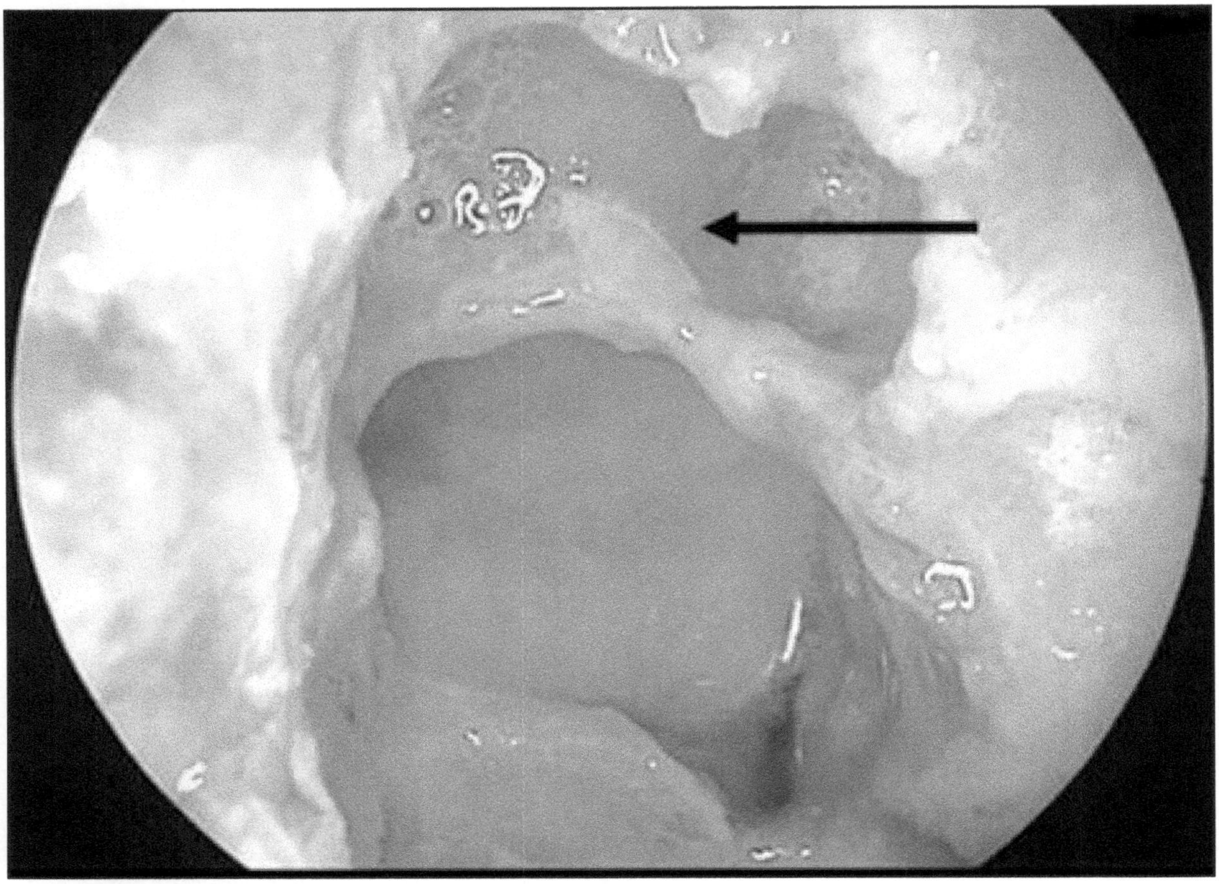

Imagen 48: Visión superior con óptica de 30°

Se aprecia vía de drenaje de seno frontal posterior a **celdilla anterior del receso frontal** (flecha negra) la cual se encuentra parcialmente abierta. Esta podría corresponder a la porción superior de la celdilla de Agger Nasi o a una celdilla Supra Agger.

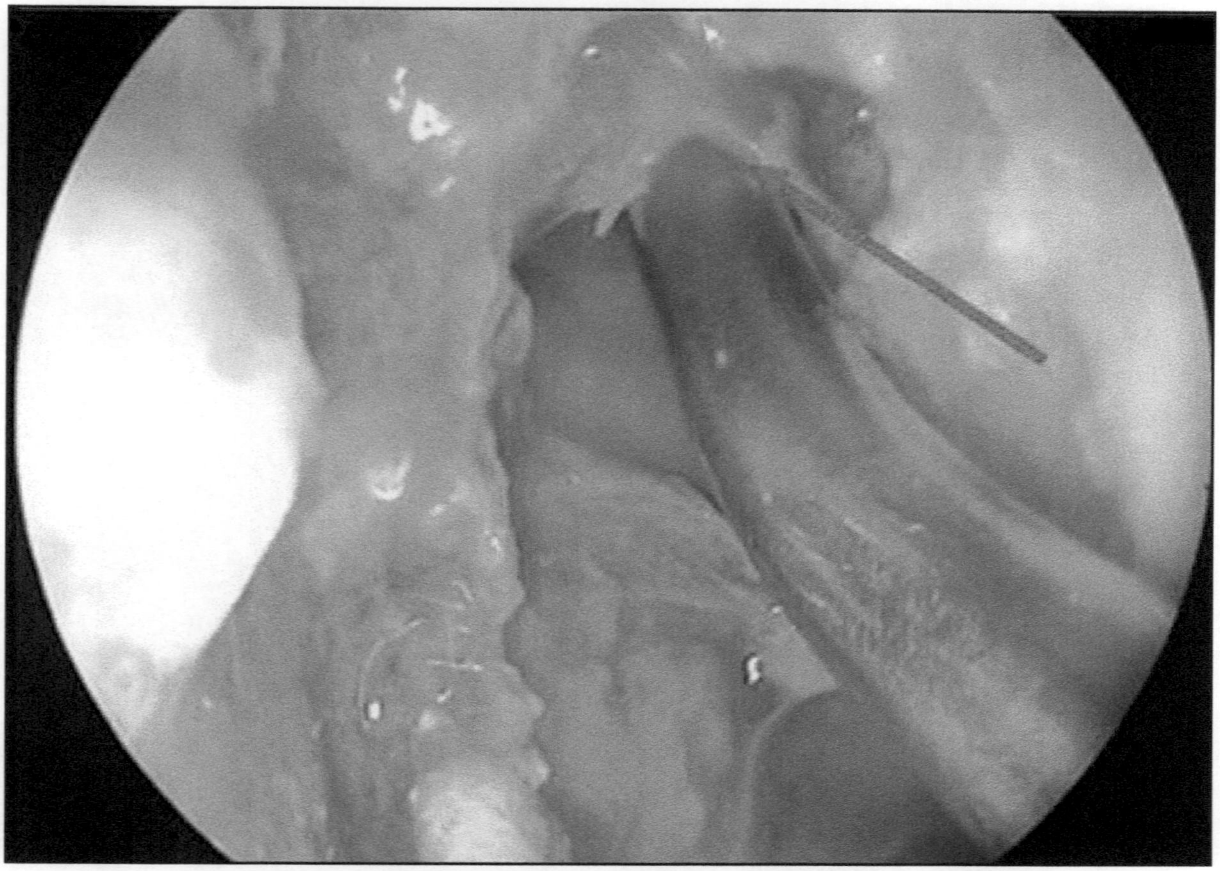

Imagen 49: Visión superior con óptica de 30°

Con un instrumental en la vía de drenaje del seno frontal, se realiza **la fractura hacia anterior de las paredes óseas** de las celdillas que desde anterior siguen obstruyendo parcialmente (flecha roja).

Detrás del instrumental se encuentra la tabla posterior del seno frontal, la cual se corresponde con la base de cráneo, por lo tanto, debe tenerse cuidado con su manipulación.

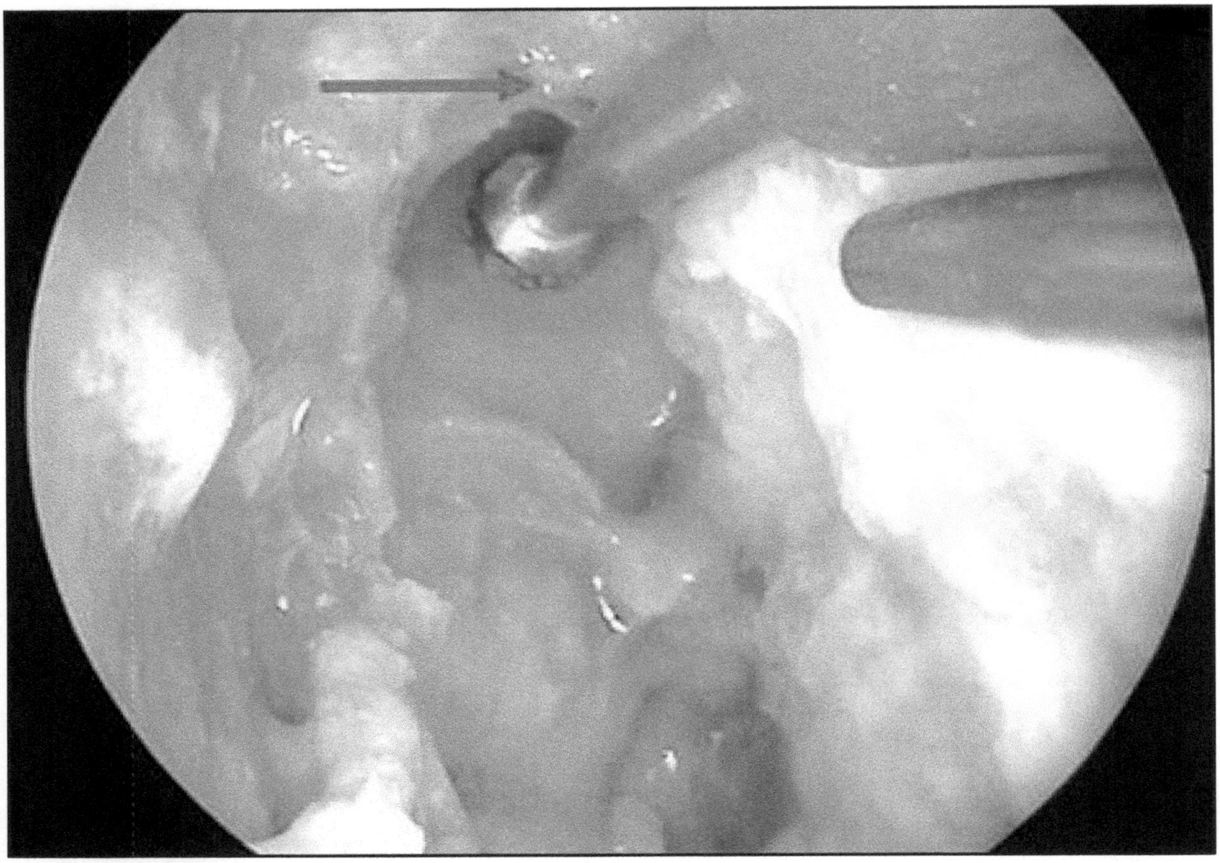

Imagen 50: Visualización hacia superior con óptica de 30°

Se observa la vía de drenaje del seno frontal libre de las celdillas del receso.

A continuación, lo que se debe realizar es la remoción ósea del **beak del frontal** (flecha roja), lo cual nos permitirá ganar distancia A-P, ampliando hacia anterior.

En este caso la remoción ósea se realizará con fresa.

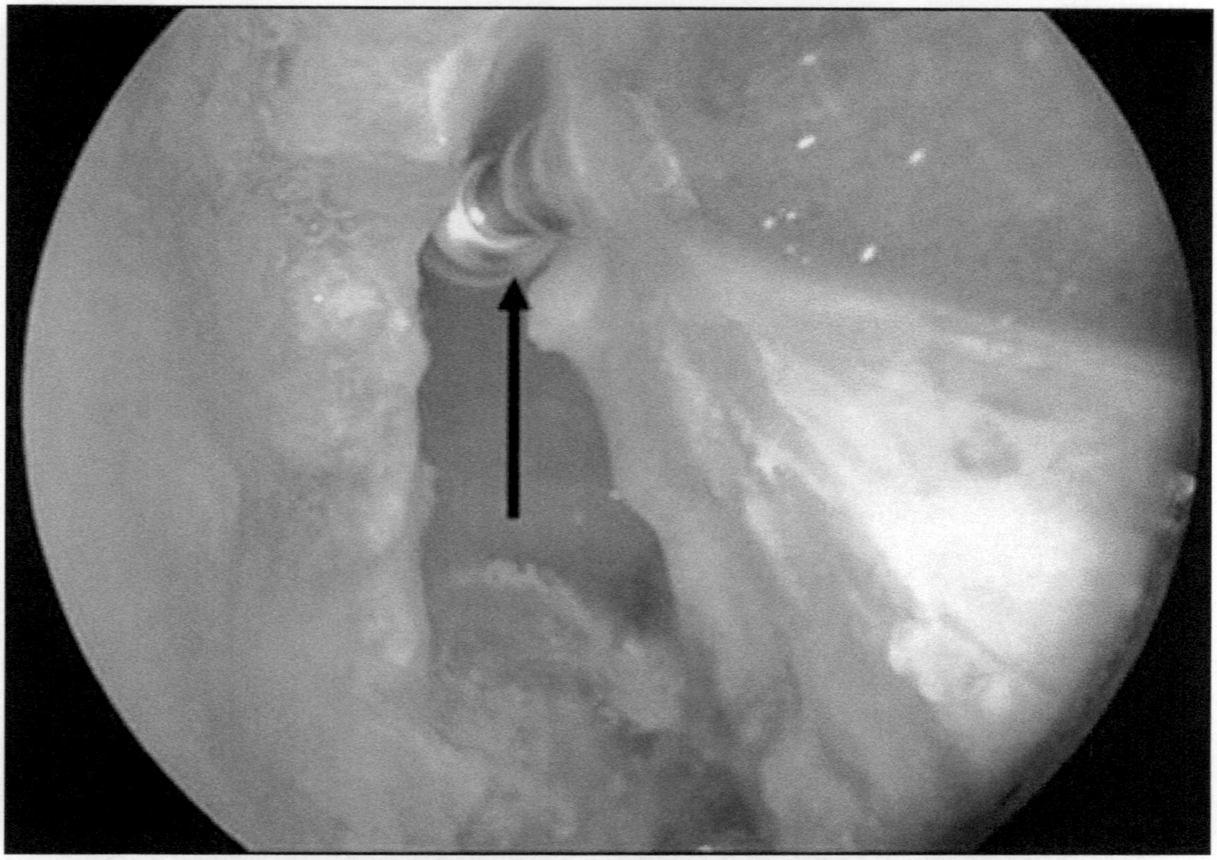

Imagen 51: Visualización hacia superior con óptica de 30°

Se observa el inicio del **fresado del beak del frontal hacia anterosuperior** (flecha negra).

Es importante tener un buen control de esta fresa, ya que saltos hacia posterior o medial podrían dañar la base de cráneo, y hacia lateral, la pared medial de la órbita.

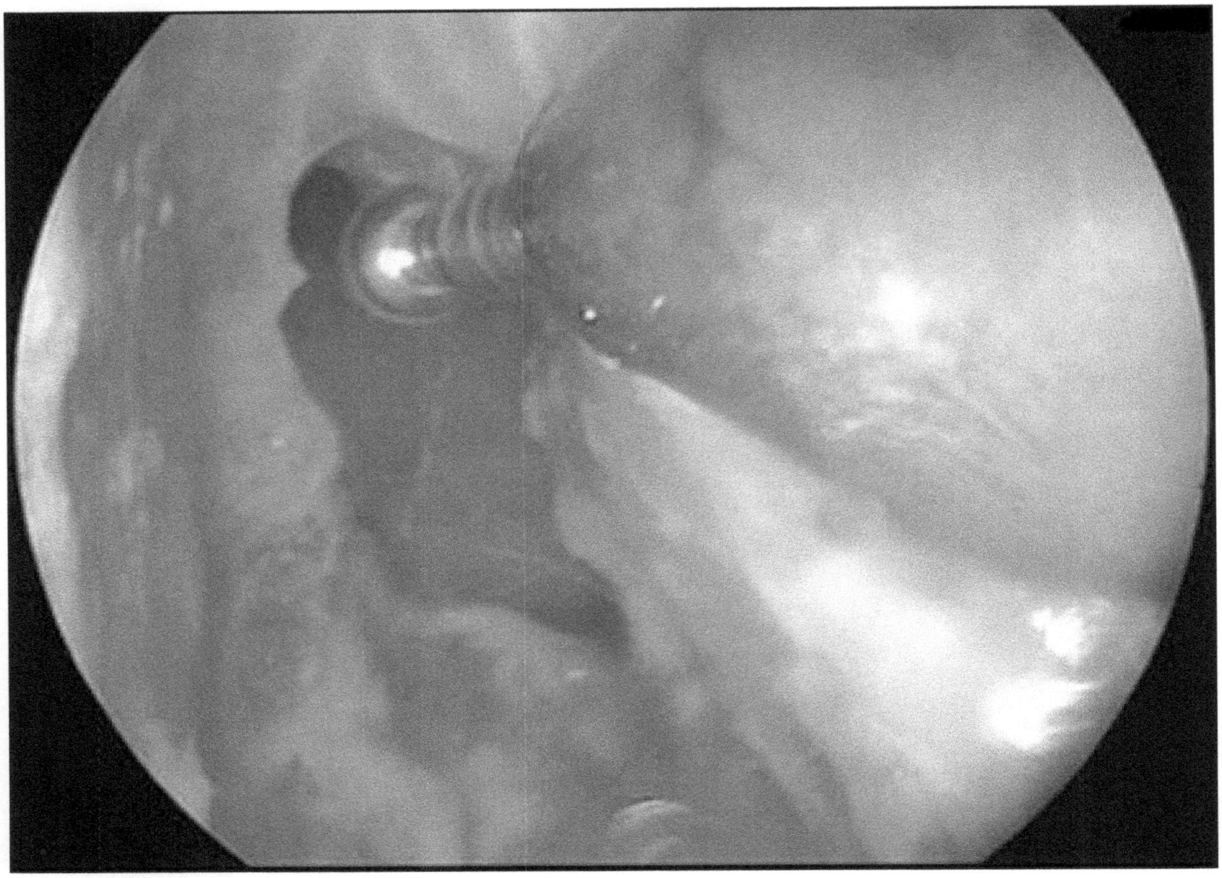

Imagen 52: Visión con óptica de 30 ° hacia superior

Se puede apreciar cómo ha progresado la ampliación del ostium del seno frontal hacia anterosuperior mediante el fresado. A continuación será necesario ampliar esta remoción ósea también lateralmente.

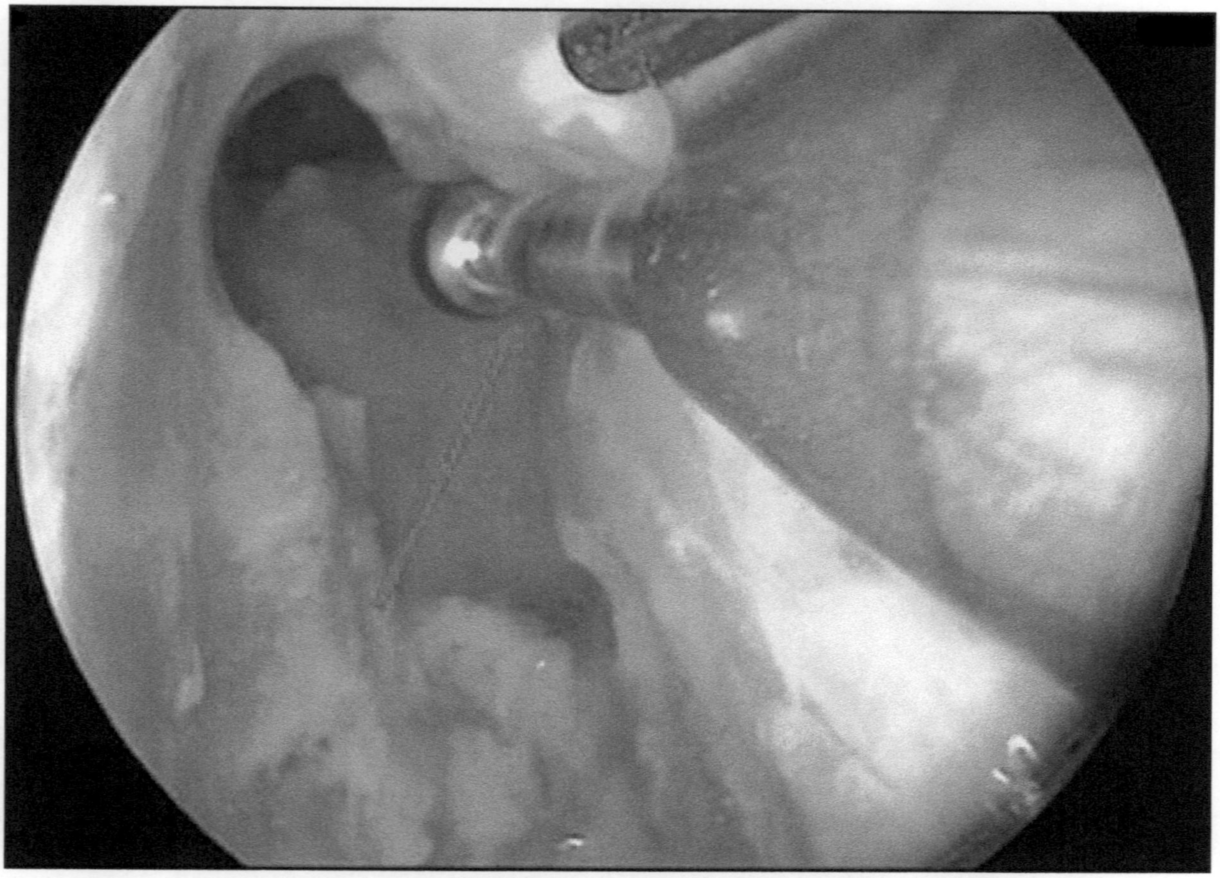

Imagen 53: Visión con óptica de 30° hacia superior

Se extiende **el fresado hacia lateral** (flecha roja). El límite lateral de este fresado, en la región anterior a la pared medial de la órbita y superior al saco lagrimal, será el periostio en contacto con la piel.

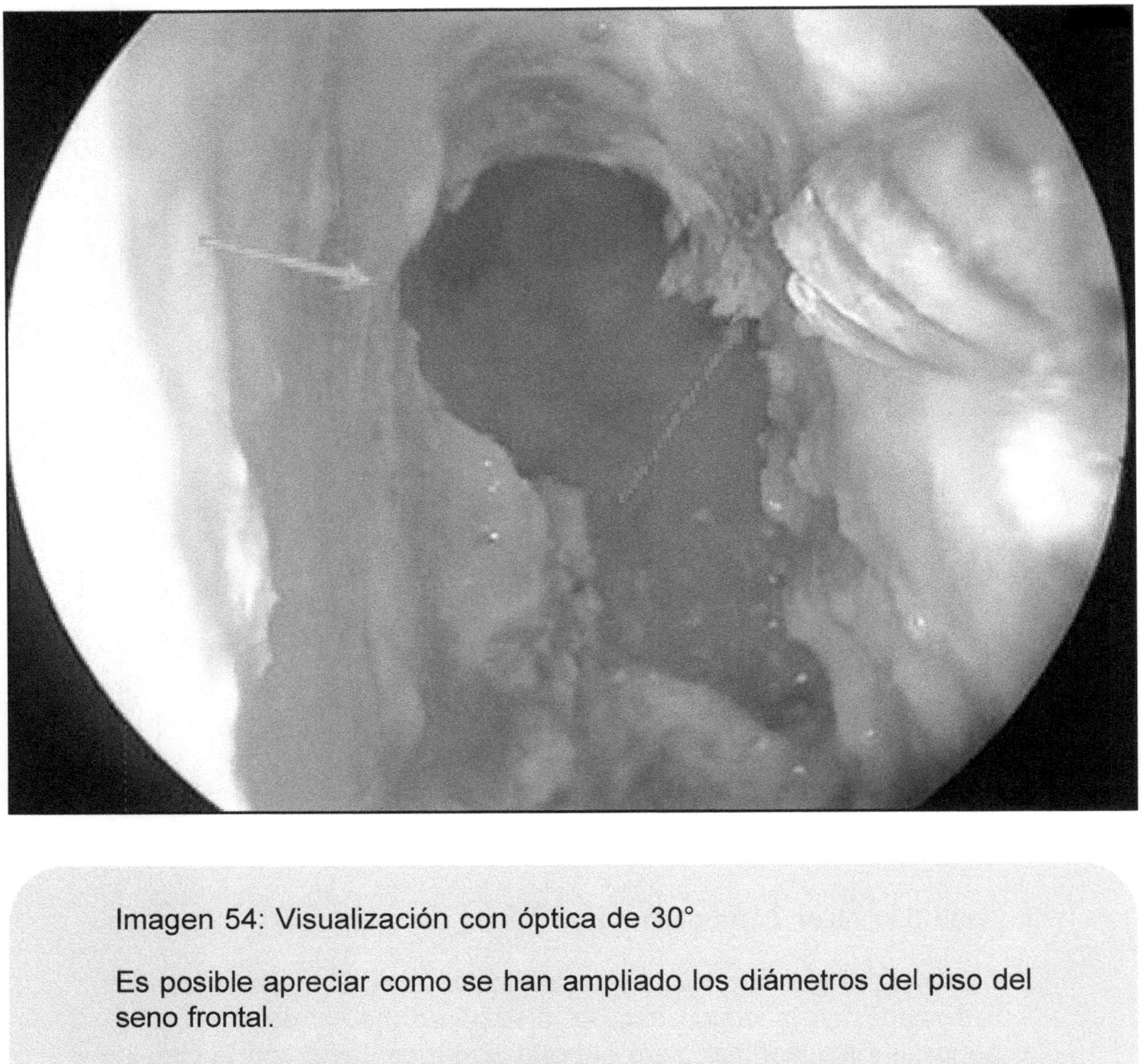

Imagen 54: Visualización con óptica de 30°

Es posible apreciar como se han ampliado los diámetros del piso del seno frontal.

Se observa como se logró ampliar hacia anterosuperior, **hacia lateral** (flecha roja) y también **medialmente** (flecha azul). Esto último, es posible realizarlo al tener bien identificada la ubicación de la porción más anterior de la fosa olfatoria.

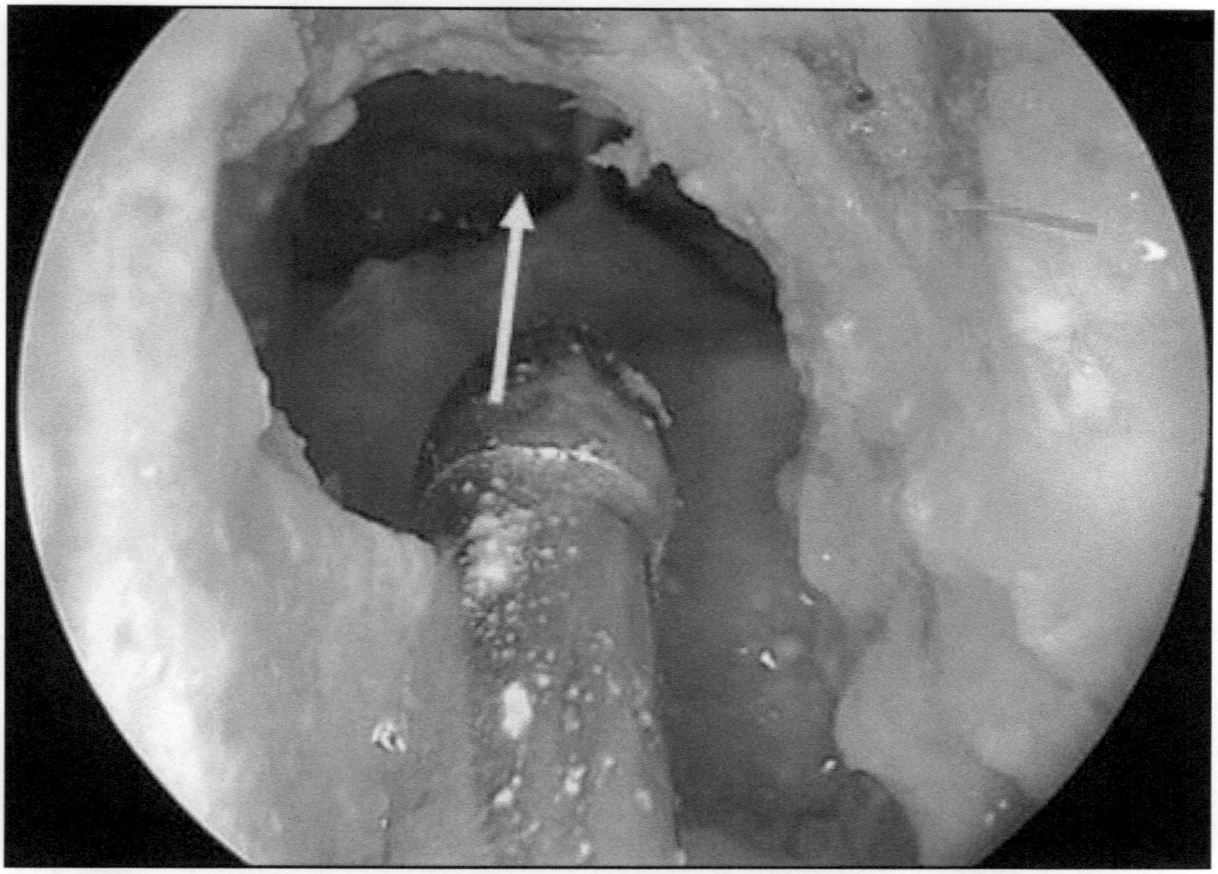

Imagen 55: Visualización con óptica de 30°

Una vez ampliados los márgenes al máximo, es posible observar cómodamente con una óptica de 30° o incluso de 0°, el **interior del seno frontal** (flecha amarilla).

Se puede apreciar también como se llegó hasta el límite del **periostio en contacto con la piel**, en el fresado lateral (flecha verde).

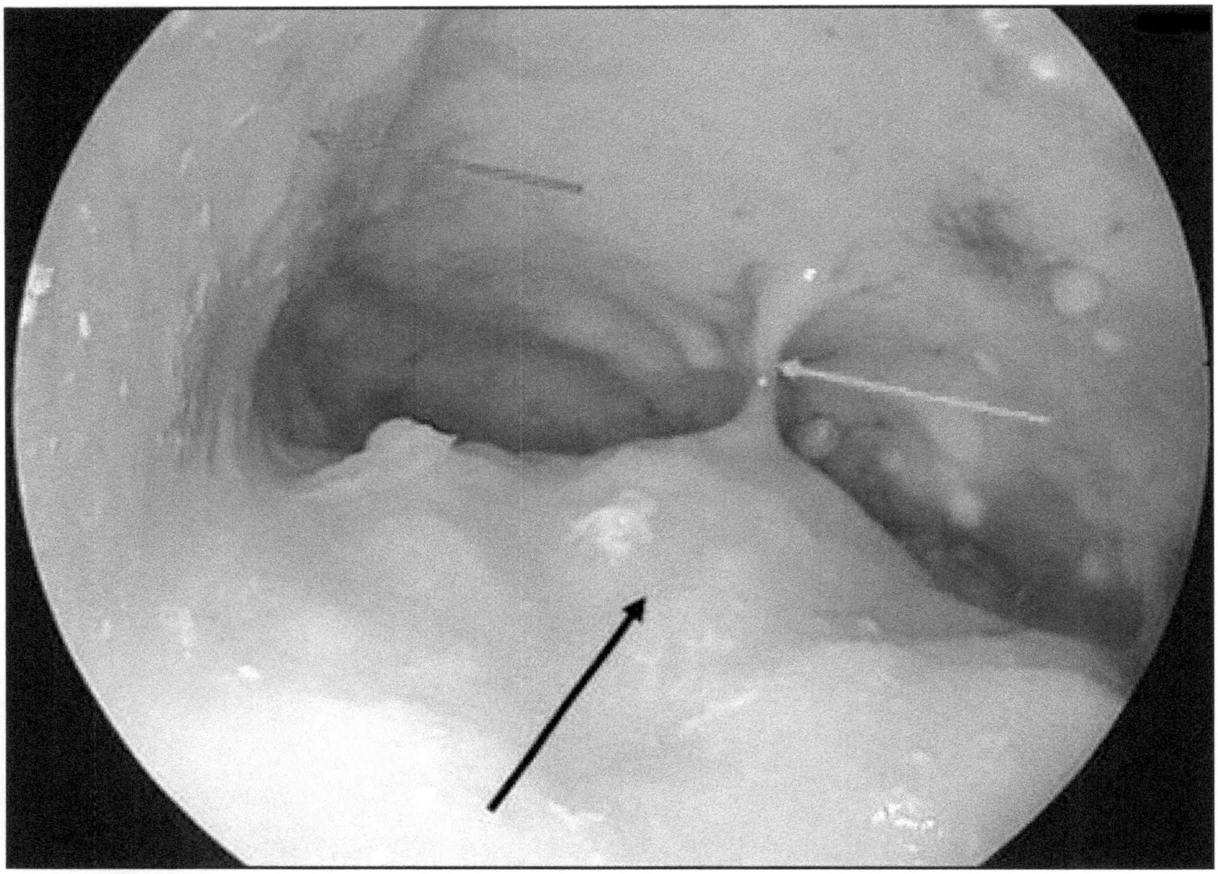

Imagen 56: Visualización al interior de seno frontal izquierdo, con óptica de 30°

Se observa la **pared posterior de seno frontal** (flecha negra), el **septum interseno frontal** (flecha roja), **tabicaciones anteroposteriores al interior del seno** (flecha azul) lo cual es una característica distintiva que nos ayuda a confirmar que estamos bien ubicados al interior del seno frontal.

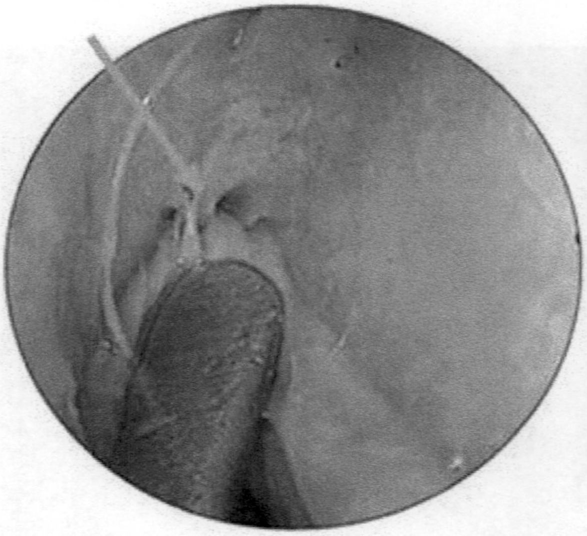

Imagen 57 A

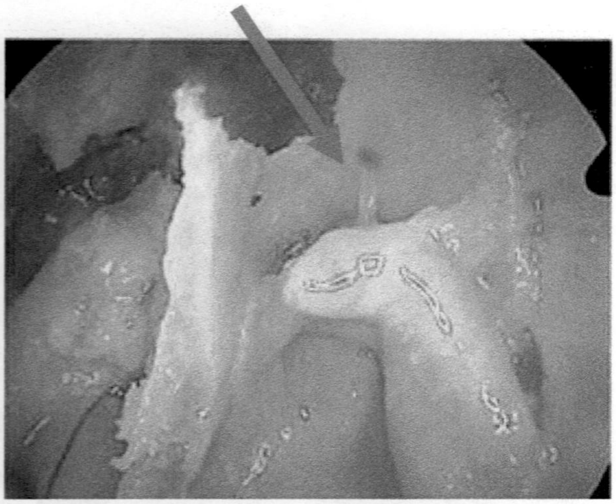

Imagen 57 B

Imagen 57 A-B: «Sinusotomía frontal con abordaje del tipo Out side- in»
Otra alternativa a la técnica descrita previamente corresponde a la conocida como «Outside-in», en la que se accede al seno frontal sin necesidad de disecar a través del receso.
Se identifica el límite posterior de la disección, que corresponde a la porción más anterior de la fosa olfatoria, la que se reconoce con la presencia del primer filete olfatorio (fig. 57A, flecha azul). Inmediatamente anterior al primer fascículo olfatorio aparece la rama nasal de la arteria etmoidal anterior (fig. 57 B, flecha roja). Ambos reparos, la arteria y el filete olfatorio se reconocen al tallar un colgajo mucoso bajo el piso del seno frontal elevándolo desde anterior a posterior. Una vez reconocidos estos reparos (arteria y filete olfatorio), es seguro acceder al piso del seno frontal, fresando desde este límite posterior hacia anterosuperior.¨

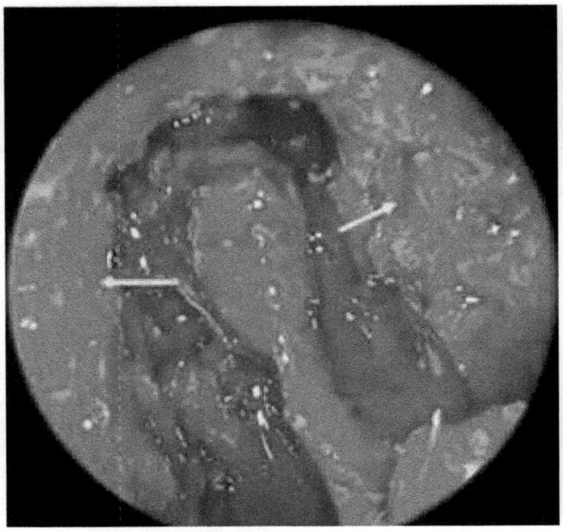

Imagen 58 A

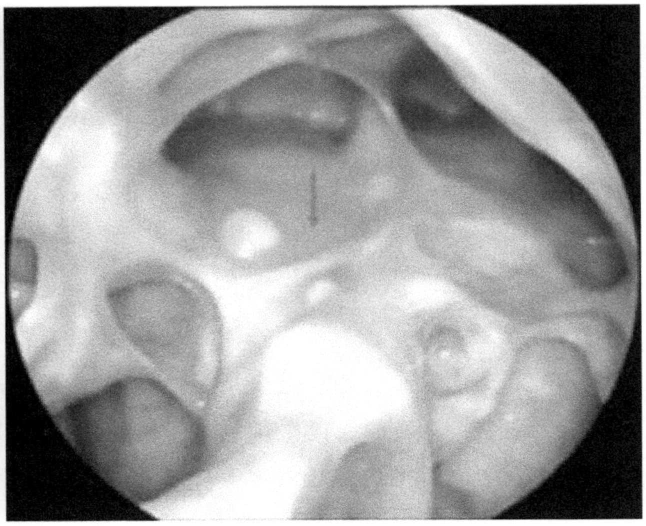

Imagen 58 B

Imagen 58 A-B: «Sinusotomía frontal Draf III»

58.A: Se observan ambos senos frontales abiertos, **entre ambas órbitas** (flechas amarillas), así como la **resección del tabique nasal** y **resección del septo interfrontal**.

58.B: Se observa la **base de cráneo expuesta y la pared anterior y posterior del frontal** (flechas azules).

6. Descompresión orbitaria

La descompresión orbitaria por vía endoscópica nasal es un procedimiento que puede ser realizado por otorrinolaringólogo, por la estrecha relación y fácil acceso que existe entre las paredes orbitarias y las cavidades perinasales. Se puede realizar una remoción parcial de las paredes medial, inferior y lateral de la órbita.

Dentro de sus principales indicaciones se encuentran: el manejo de exoftalmo con aumento de la presión intraocular (característicamente en orbitopatía tiroídea por enfermedad de Graves); como parte del tratamiento en una hemorragia aguda intra orbitaria en el contexto de una CEF (en la que se lesione la arteria etmoidal y se produzca una retracción de ésta al interior de la órbita); y también casos en los que se deba drenar un absceso subperióstico de la pared medial o inferior de la órbita.

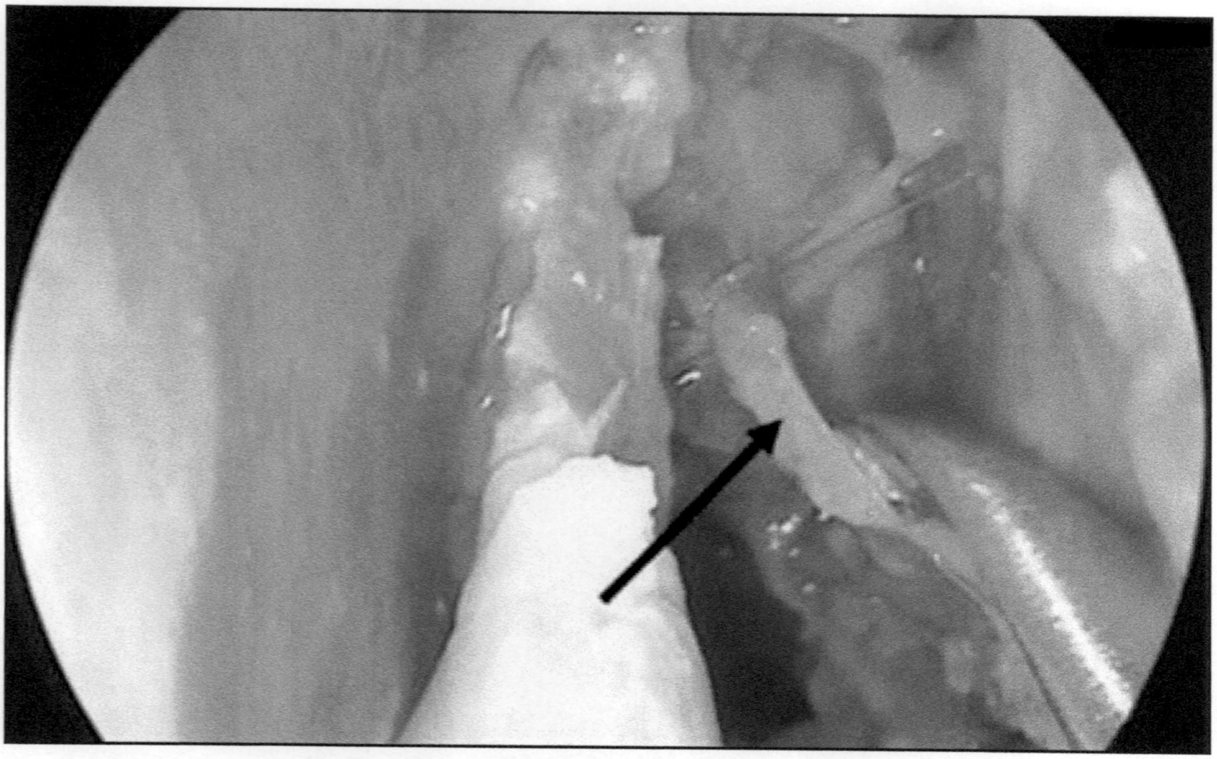

Imagen 59: Visión hacia superior y lateral con óptica de 30°

Para poder iniciar la remoción de las paredes orbitarias, es necesario tener previamente realizada la antrostomía maxilar amplia, identificando el piso orbitario, y una esfeno-etmoidectomía completa, hasta visualizar correctamente el límite entre la base de cráneo y la pared medial de la órbita.

Se identifica el inicio de la lámina papirácea, justo posterior al delgado hueso lagrimal, el cual a su vez está posterior al proceso ascendente del maxilar.

Se observa como se realiza la **remoción de lámina papirácea** (flecha negra) con elevador Freer.

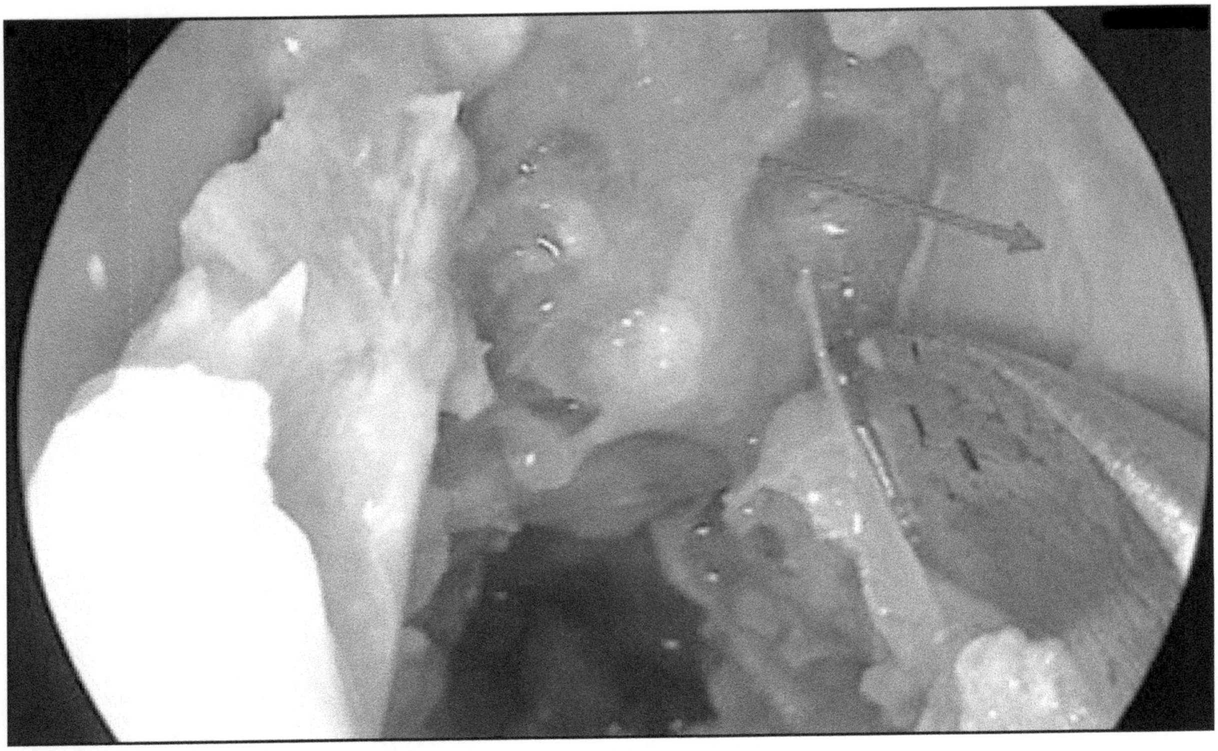

Imagen 60: Se observa cómo se expone la **peri-órbita** (flecha roja) al ir removiendo cuidadosamente la lámina papirácea, completamente desde el piso orbitario a la base de cráneo.

Este delgado hueso se va descascarando al aplicar una pequeña palanca con el instrumental. Se debe proteger la peri-órbita, apoyando sobre ella el lado romo del instrumento, para evitar la apertura de ésta y eventual extrusión de grasa orbitaria, que podría dificultar la correcta visualización intraoperatoria.

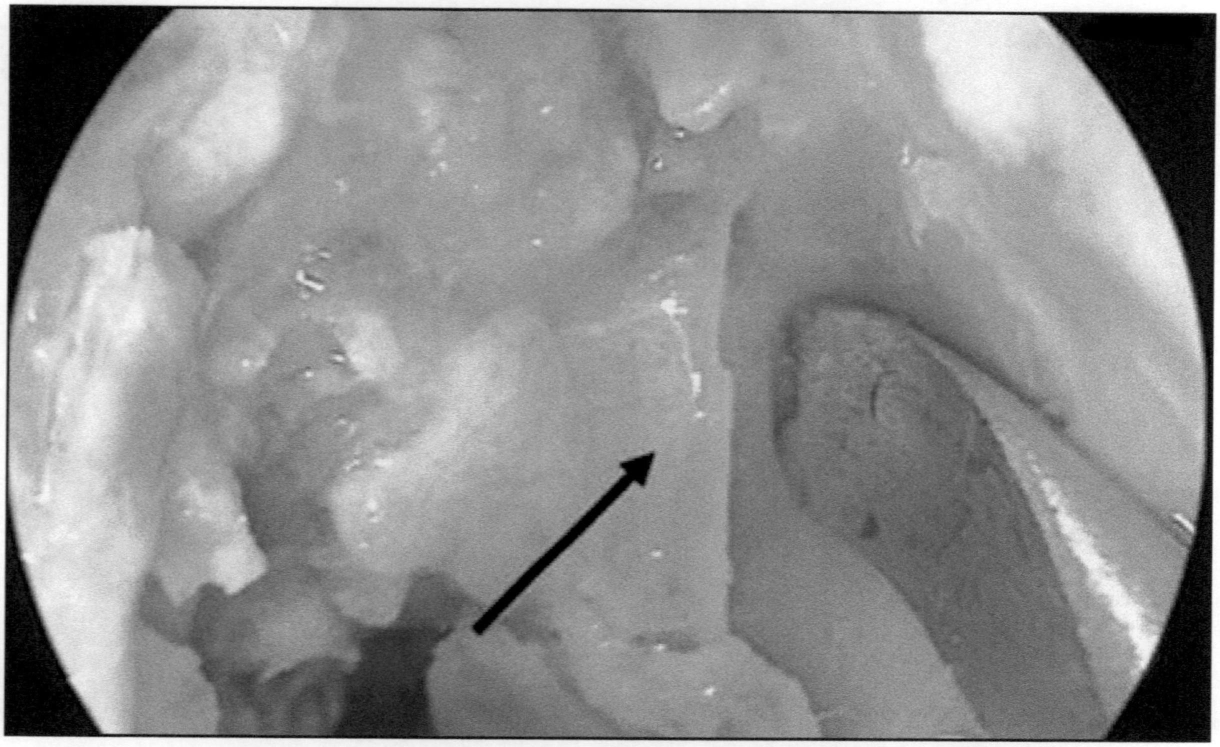

Imagen 61: Visión con óptica de 30°

Se continúa con la remoción de la **lámina papirácea de etmoides** (flecha negra) hacia posterior, hasta la unión de etmoides con esfenoides, y hacia superior, hasta la unión con la base de cráneo.

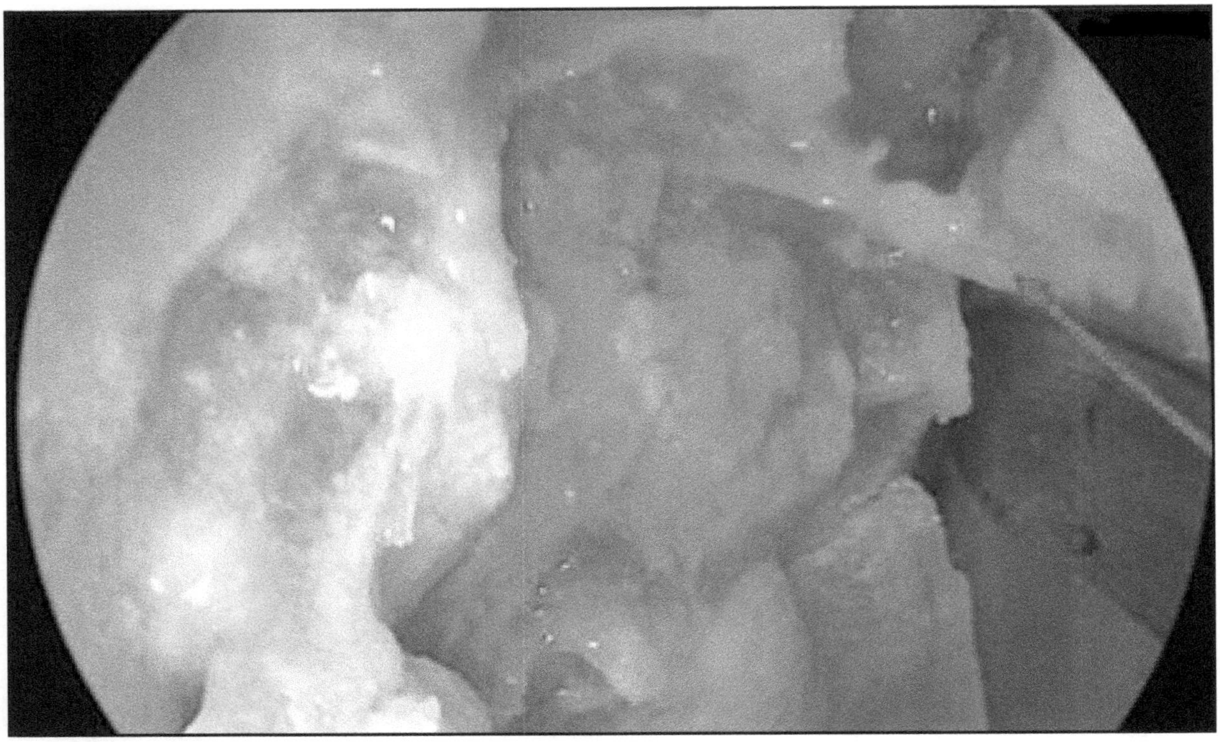

Imagen 62: Visión con óptica de 30°

En la resección de la lámina papirácea del etmoides hacia anterosuperior, es posible observar la emergencia de la **arteria etmoidal anterior** (flecha roja), en dirección antero-medial hacia la lamela lateral.

Es importante que la resección hacia superior conserve un margen de distancia con el ostium del seno frontal de aproximadamente 1,5 cm, para prevenir posible obstrucción de la vía de drenaje, en caso de producirse una extrusión de grasa orbitaria.

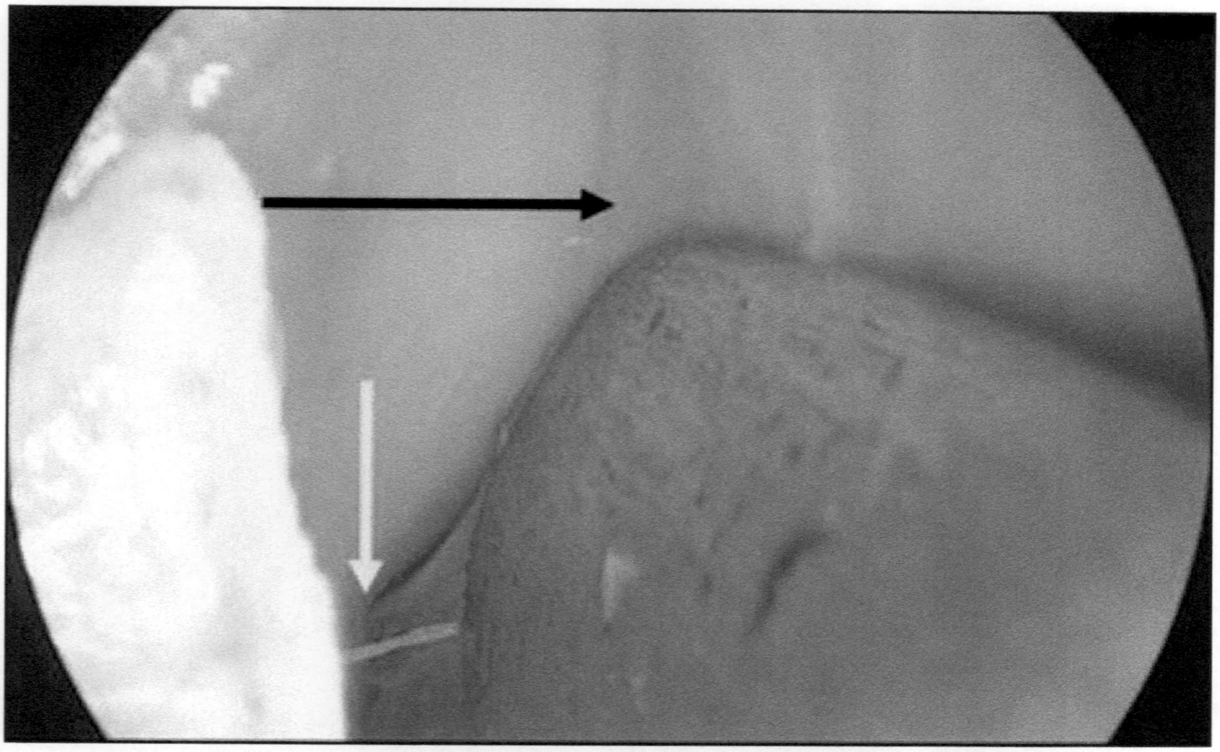

Imagen 63: Visión con óptica de 0°

Se visualiza el desplazamiento **de peri-órbita medial** (flecha negra), expuesta tras la remoción de la lámina papirácea, hacia lateral.

Es posible con esta maniobra acercarnos al ápex orbitario, y observar la emergencia del **nervio óptico a través del ala menor del esfenoides** (flecha amarilla).

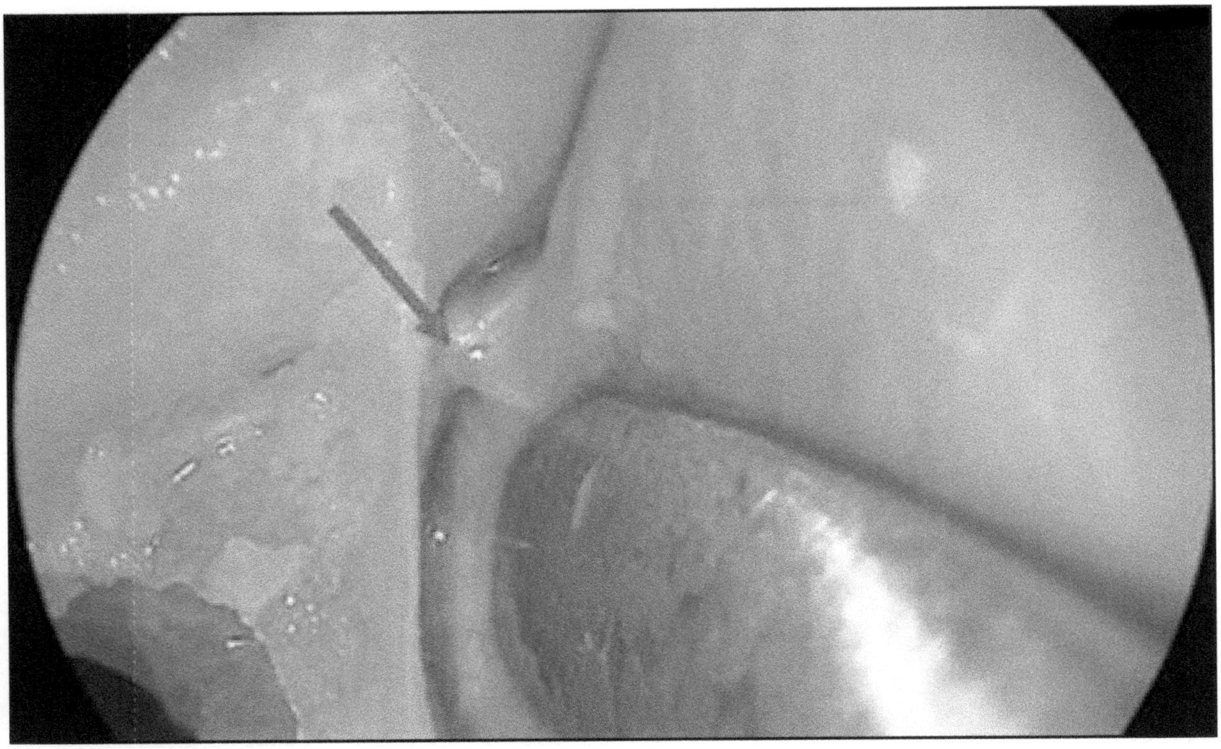

Imagen 64: Visión con óptica de 0°

Con mayor acercamiento hacia el conducto óptico se logra visualizar en mayor detalle, la **salida del nervio óptico desde la órbita** (flecha roja).

Se alcanza a apreciar la **sutura entre el proceso orbitario del hueso frontal y el ala menor del esfenoides** (flecha azul).

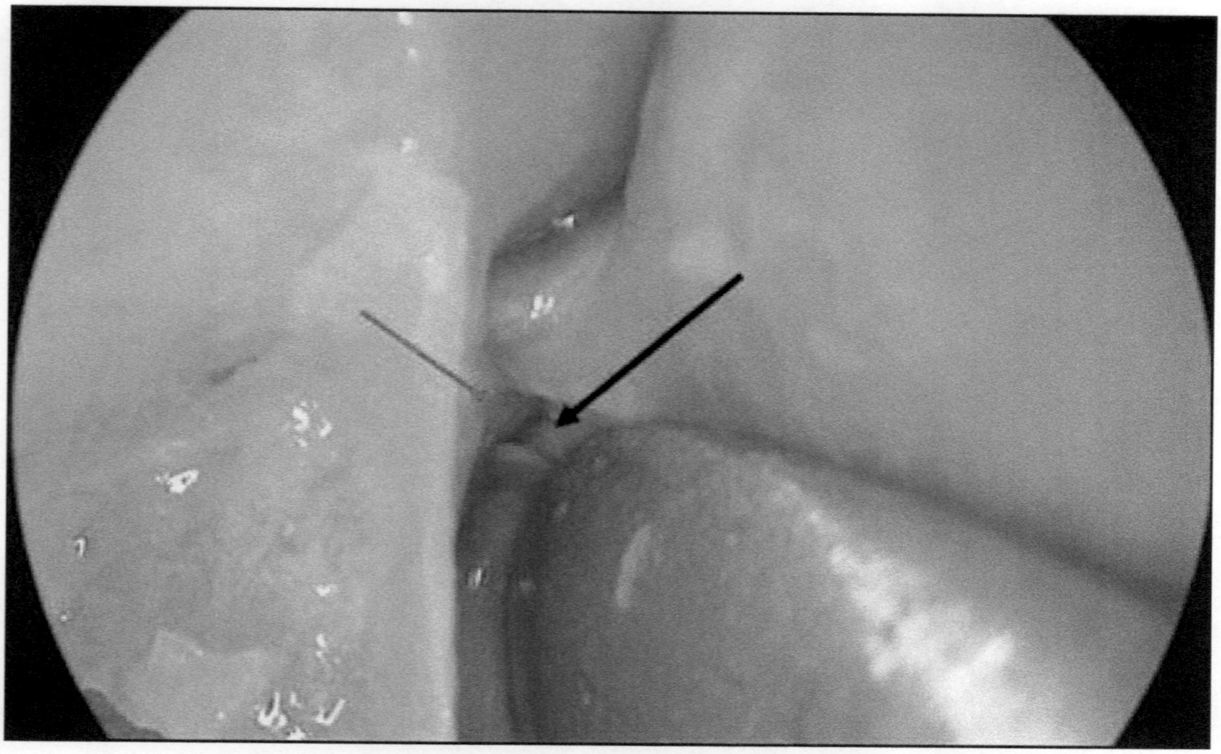

Imagen 65: Visión con óptica de 0°.

Hacia inferolateral del conducto óptico se alcanza a identificar parcialmente el contenido neurovascular, que ingresa a la órbita a través de la porción más inferior y medial de la **fisura orbitaria superior** (flecha negra). La porción ósea que separa ambos conductos es el «**optic strut**» (flecha roja).

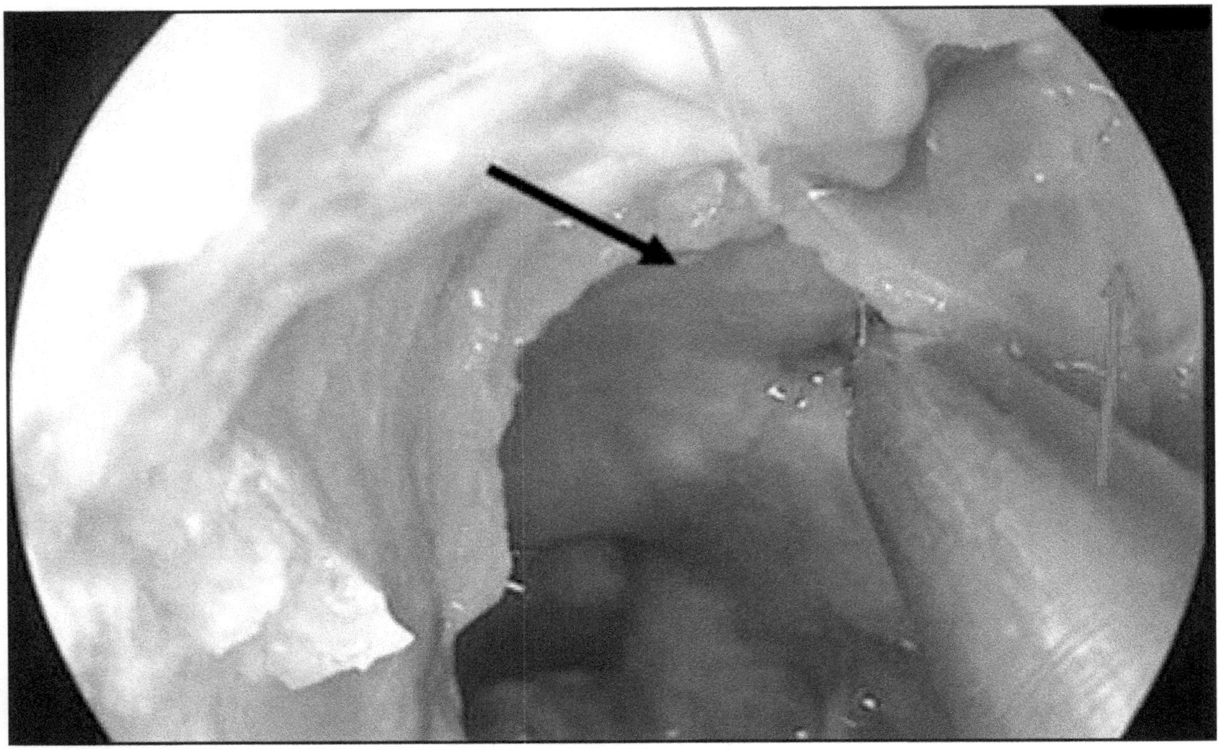

Imagen 66: Visión con óptica de 0°

Se observa la región posterior de la **peri-órbita** (flecha roja) y se alcanza a apreciar como existe continuidad entre ésta y el **trayecto del nervio óptico** (flecha negra) al interior del seno esfenoidal. Entre ambas estructuras se encuentra el **tubérculo óptico** (flecha verde), el cual corresponde a la porción ósea ubicada entre el ápex orbitario y el seno esfenoidal.

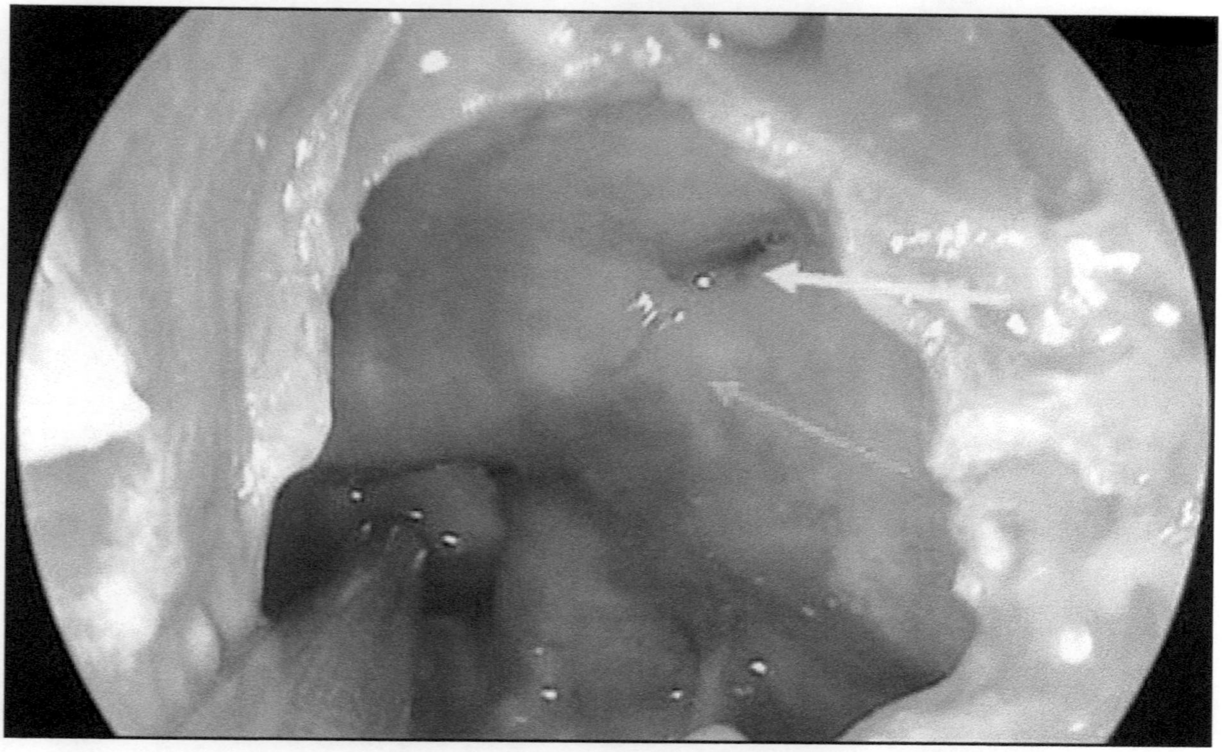

Imagen 67: Visión con óptica de 0°

Se observa el interior del seno esfenoidal, en el cual se puede apreciar en su pared lateral, por debajo del trayecto del nervio óptico, el **receso óptico-carotídeo lateral** (flecha amarilla) y prominencia ósea de **porción para-selar de arteria carótida interna** (flecha azul).

7. Arteria esfenopalatina y fosa pterigopalatina

Poder identificar correctamente la emergencia de la arteria esfenopalatina, y de todas sus posibles ramas, en la pared postero-lateral de la fosa nasal, resulta muy importante para poder realizar un manejo adecuado de la epistaxis posterior (con la cauterización y/o ligadura de estos vasos por vía endoscópica, evitando un taponamiento nasal posterior); para la confección de colgajos mucosos pediculados dependientes de ellas; y también para poder acceder, luego de la resección de la pared posterior del seno maxilar, a la fosa pterigopalatina.

El acceso endoscópico a la fosa pterigopalatina, con la identificación de su contenido neurovascular, tendrá relevancia en la cirugía de angiofibromas y en el acceso a la fosa infratemporal. Por otro lado, es un paso necesario para el abordaje transpterigoideo al receso lateral del esfenoides, para manejo de patología en su interior, como fístula de líquido cefalorraquídeo con o sin meningoencefalocele asociado.

En particular respecto a la cirugía del angiofibroma, la correcta identificación del conducto y nervio vidiano tiene un rol fundamental, ya que es un posible sitio de persistencia tumoral.

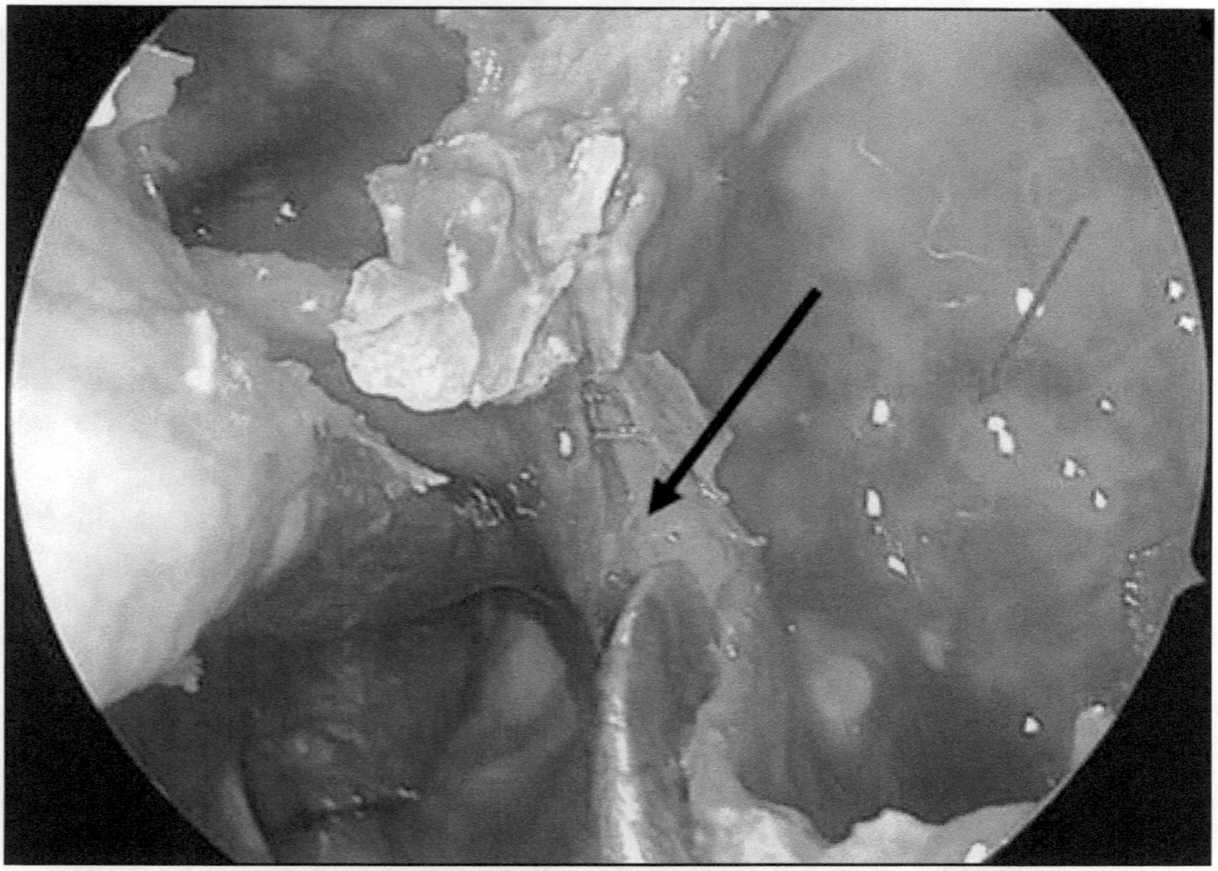

Imagen 68: Visión con óptica de 30°

Se observa una antrostomía maxilar amplia, con identificación la **pared posterior del seno maxilar** (flecha roja). Visualización de **proceso vertical de hueso palatino** (flecha negra), posterior a la fontanela posterior, la cual ya fue resecada.

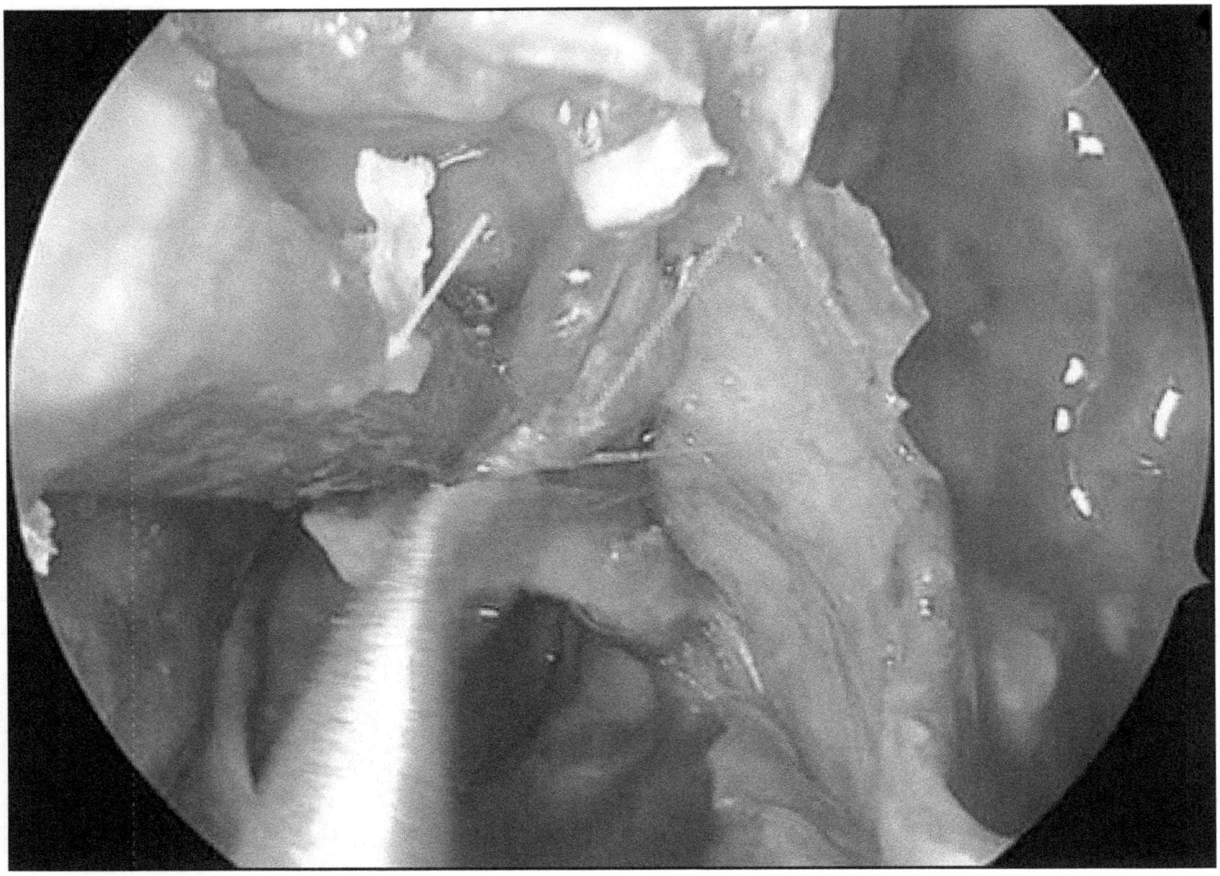

Imagen 69: Visión con óptica de 30°

Elevación de **colgajo mucoso subperióstico de la pared posterolateral de la fosa nasal** (flecha azul) hacia posterior y superior.

La elevación de este colgajo puede realizarse sin una antrostomía maxilar previa, sin embargo, en la forma presentada resulta mucho más fácil.

La disección hacia posterosuperior de este colgajo, para la ubicación de la arteria esfenopalatina, es aproximadamente hasta la altura de la **cola del cornete medio** (flecha amarilla).

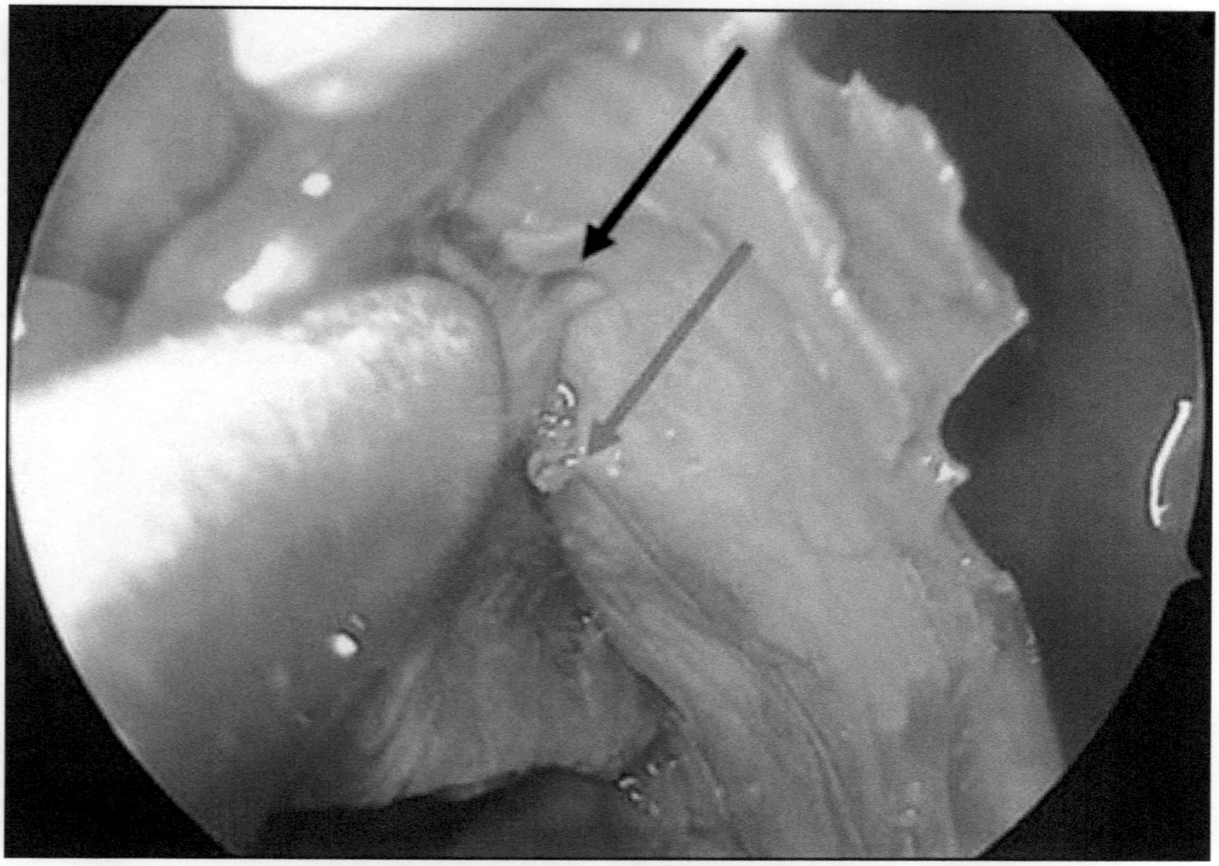

Imagen 70: Visión con óptica de 30°

Arteria esfenopalatina emergiendo desde foramen esfenopalatino (flecha negra). Como punto de referencia óseo se utiliza la **cresta etmoidal** (flecha roja) del hueso palatino. La arteria esfenopalatina habitualmente se encuentra posterior a este reparo óseo.

Es importante intentar identificar otras ramas, ya que, si solo se trata la primera arteria visible, podría realizarse un manejo insuficiente de la epistaxis.

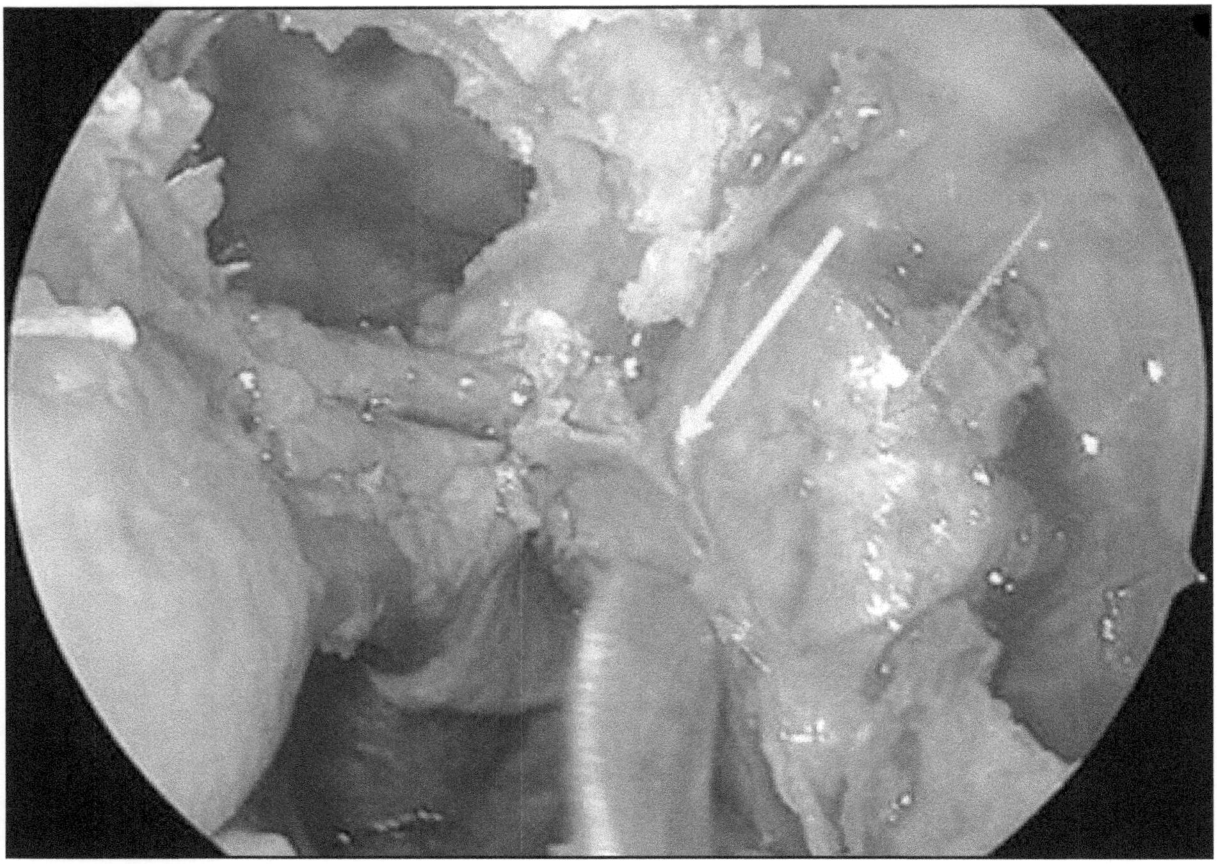

Imagen 71: Visión con óptica de 30°

Remoción de hueso anterior a foramen esfenopalatino (flecha amarilla) y porción contigua de pared posterior de seno maxilar, con elevación y **desplazamiento lateral de su mucosa** (flecha azul).

Detrás de la pared posterior de seno maxilar se encuentra la fosa pterigopalatina, en la cual encontramos el trayecto final de la arteria maxilar en conjunto con sus ramificaciones, siendo la terminal la arteria esfenopalatina.

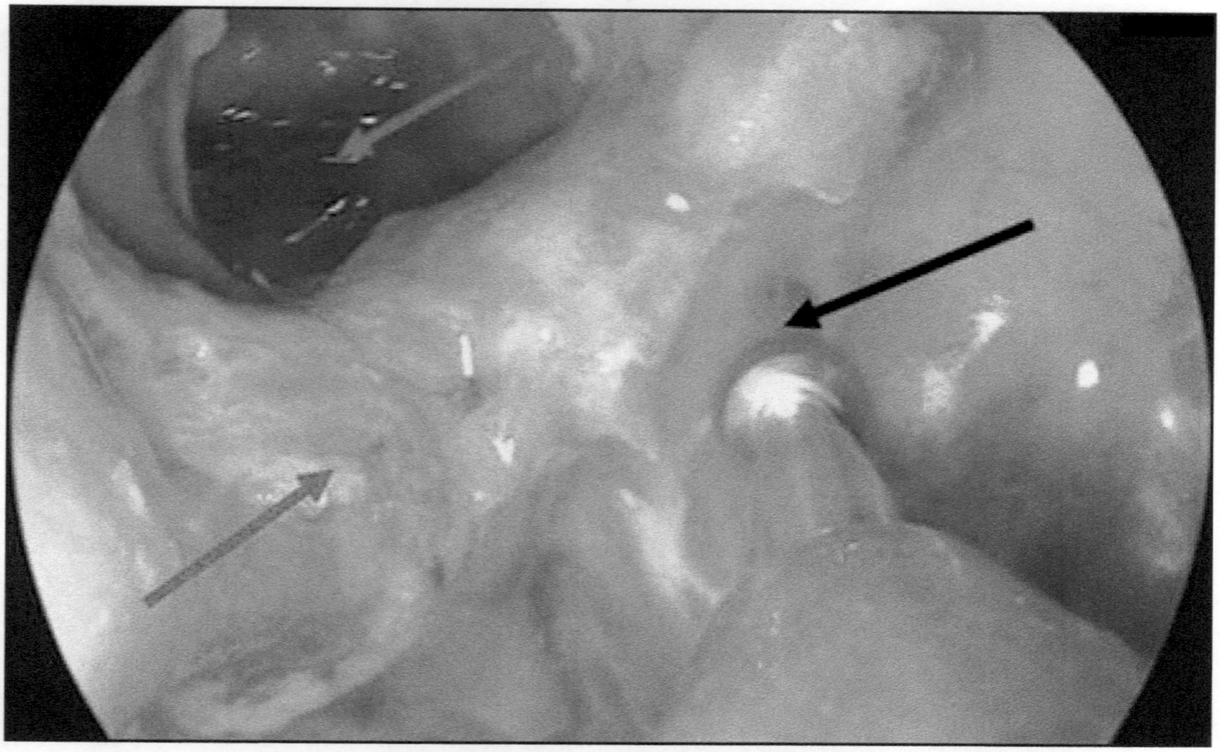

Imagen 72: Visión con óptica de 30° en unión de pared posterior de seno maxilar con fosa nasal

Se observa la **cola del cornete medio** (flecha roja), y la **esfenoidotomía amplia** superiormente (flecha azul).

Se realiza fresado en porción más medial de **pared posterior de seno maxilar** (flecha negra).

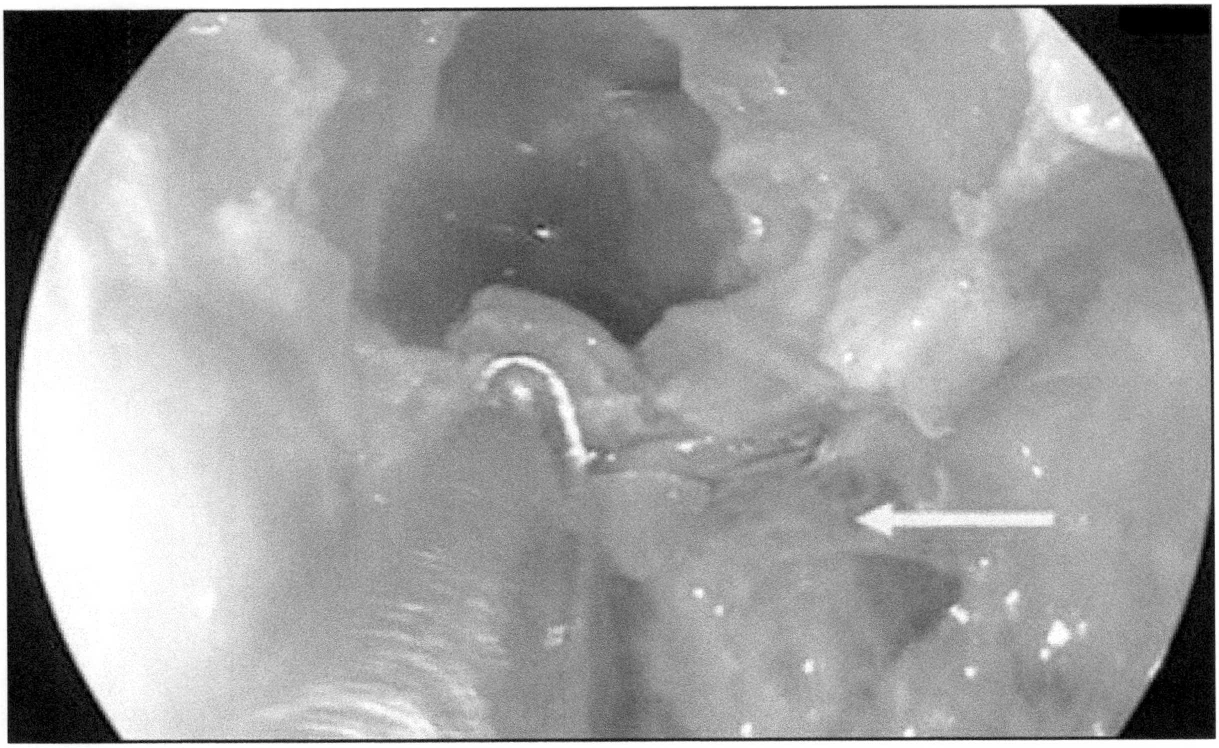

Imagen 73: Visión con óptica de 30° en pared posterior de seno maxilar

Tras el fresado, con remoción parcial de hueso de pared posterior de seno maxilar, es posible empezar a visualizar el **contenido de la fosa pterigopalatina** (flecha amarilla), el cual se encuentra recubierto por una fascia.

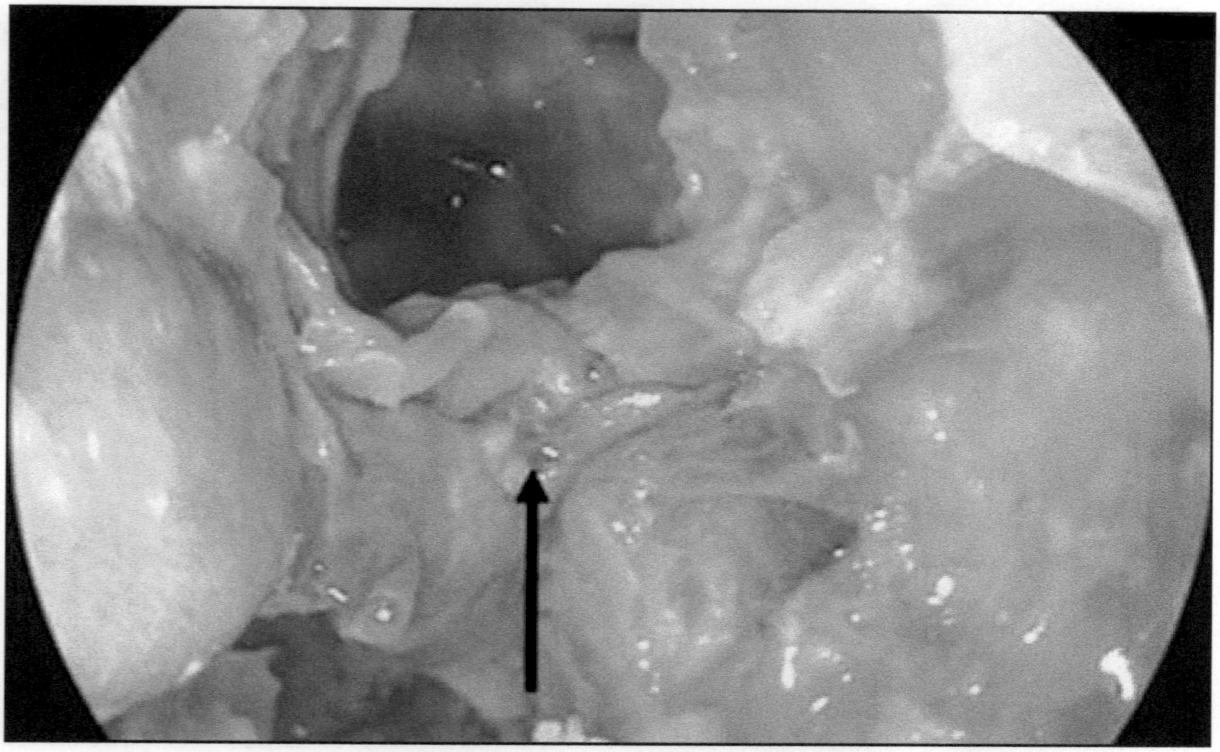

Imagen 74: Visualización con óptica de 30°

Se observa la entrada de la **arteria esfenopalatina** (flecha negra) a la fosa nasal, a través del foramen esfenopalatino, cuya porción anterior ya fue resecada.

La arteria esfenopalatina es la rama terminal de la arteria maxilar, que también puede encontrarse al interior de la fosa pterigopalatina, dando varias otras ramas.

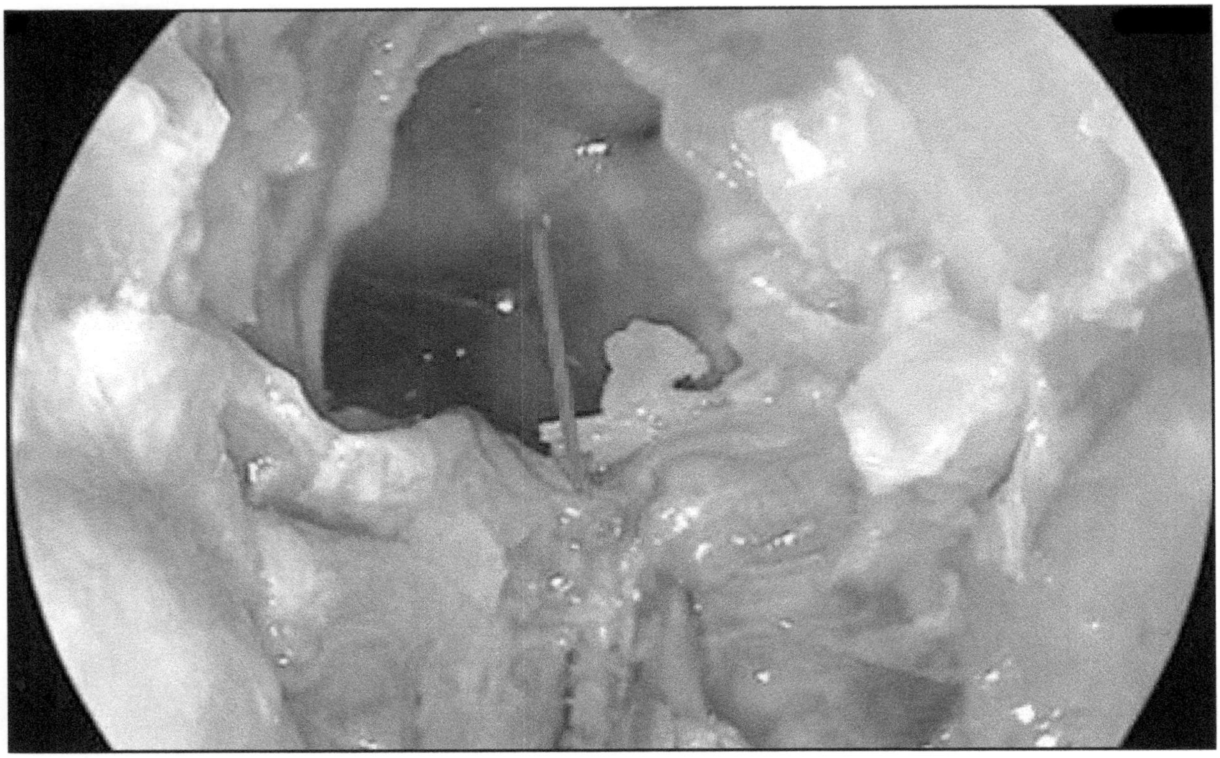

Imagen 75: Visualización con óptica de 30°

En esta imagen podemos observar la **sección de arteria esfenopalatina** (flecha roja) con tijeras.

Muchas veces post cauterización de la arteria, ésta debe seccionarse para poder visualizar si existieran más ramas que deban ser tratadas.

Adicionalmente, para trabajar en la fosa pterigopalatina y para realizar accesos traspterigoideos, la sección de la arteria esfenopalatina también será necesaria.

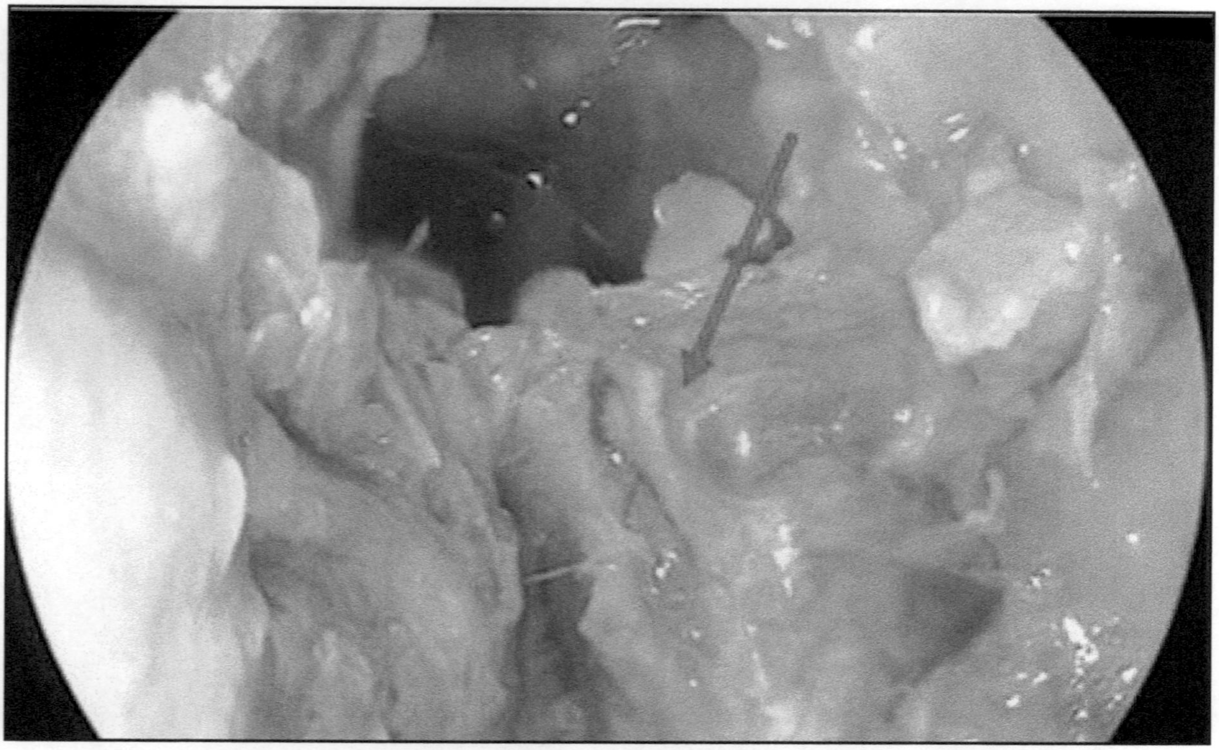

Imagen 76: Visualización con óptica de 30°

Es posible observar, por vía endonasal, el **contenido de la fosa pterigopalatina** (flecha roja). Esto se facilita por la antrostomía amplia previamente realizada. También podría ser una alternativa acceder por vía prelagrimal.

Para la instrumentalización, eventualmente podría ser útil una ventana septal o una septectomía posterior.

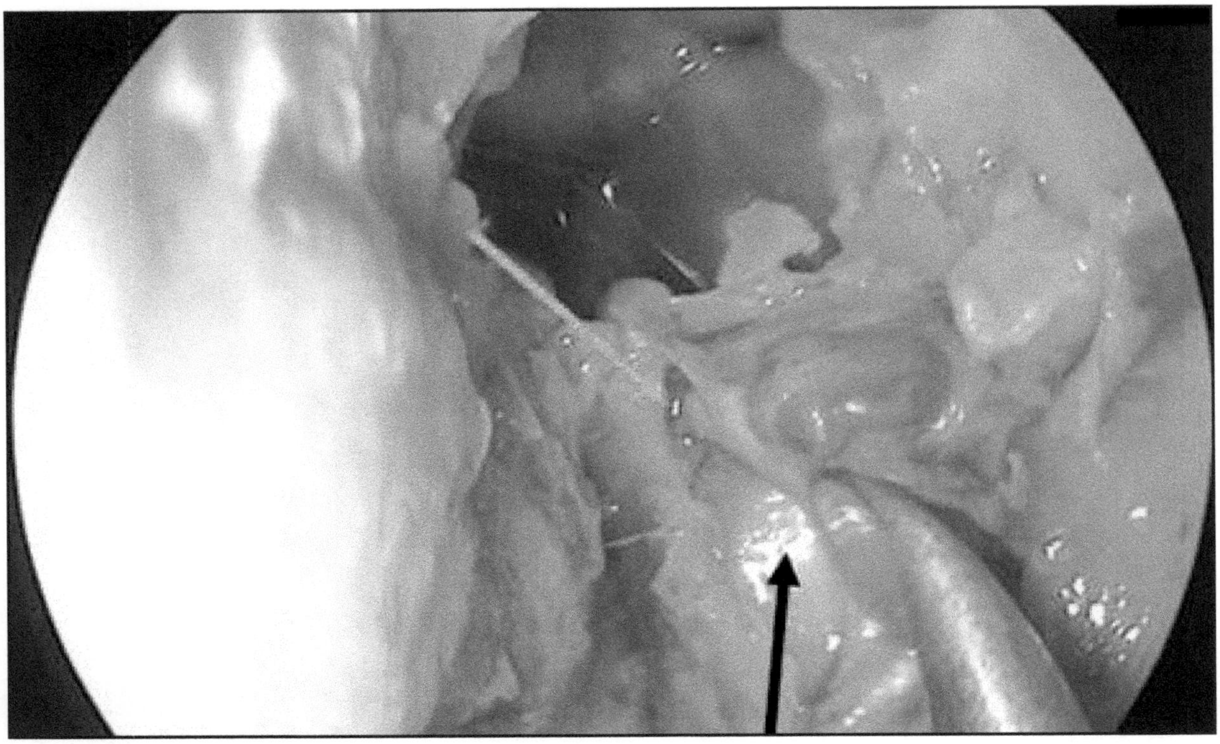

Imagen 77: Visualización con óptica de 30°

Se realiza desplazamiento de estructuras de fosa pterigopalatina hacia lateral, para visualizar el **proceso pterigoideo** (flecha negra) en la pared posterior. Se observa además la **emergencia del nervio vidiano**, desde el piso del seno esfenoidal hacia la fosa pterigopalatina (flecha azul).

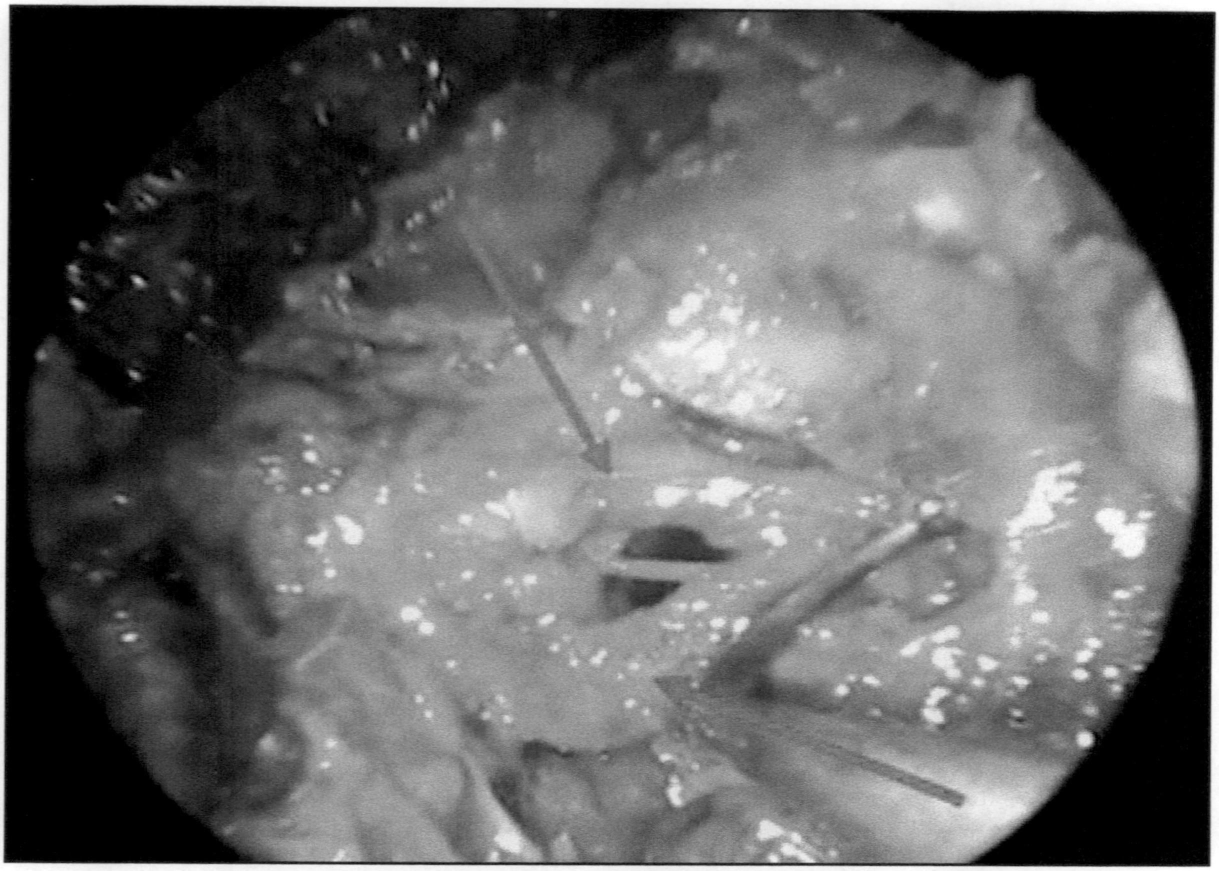

Imagen 78: Visualización con óptica de 30° en fosa nasal izquierda

Se observa el contenido de la fosa pterigopalatina izquierda. Las estructuras vasculares se encuentran anteroinferiormente, y las neurales, hacia posterosuperior. Se observa el **recorrido del nervio maxilar (V2)** en la región superior de la fosa (flecha azul), en un trayecto desde el foramen redondo (posteromedial) hacia la fisura orbitaria inferior (anterolateral, que está señalada por la punta de tactador), en donde V2 ingresa como nervio infraorbitario.

Se muestra también el trayecto de la **arteria maxilar** (flecha roja).

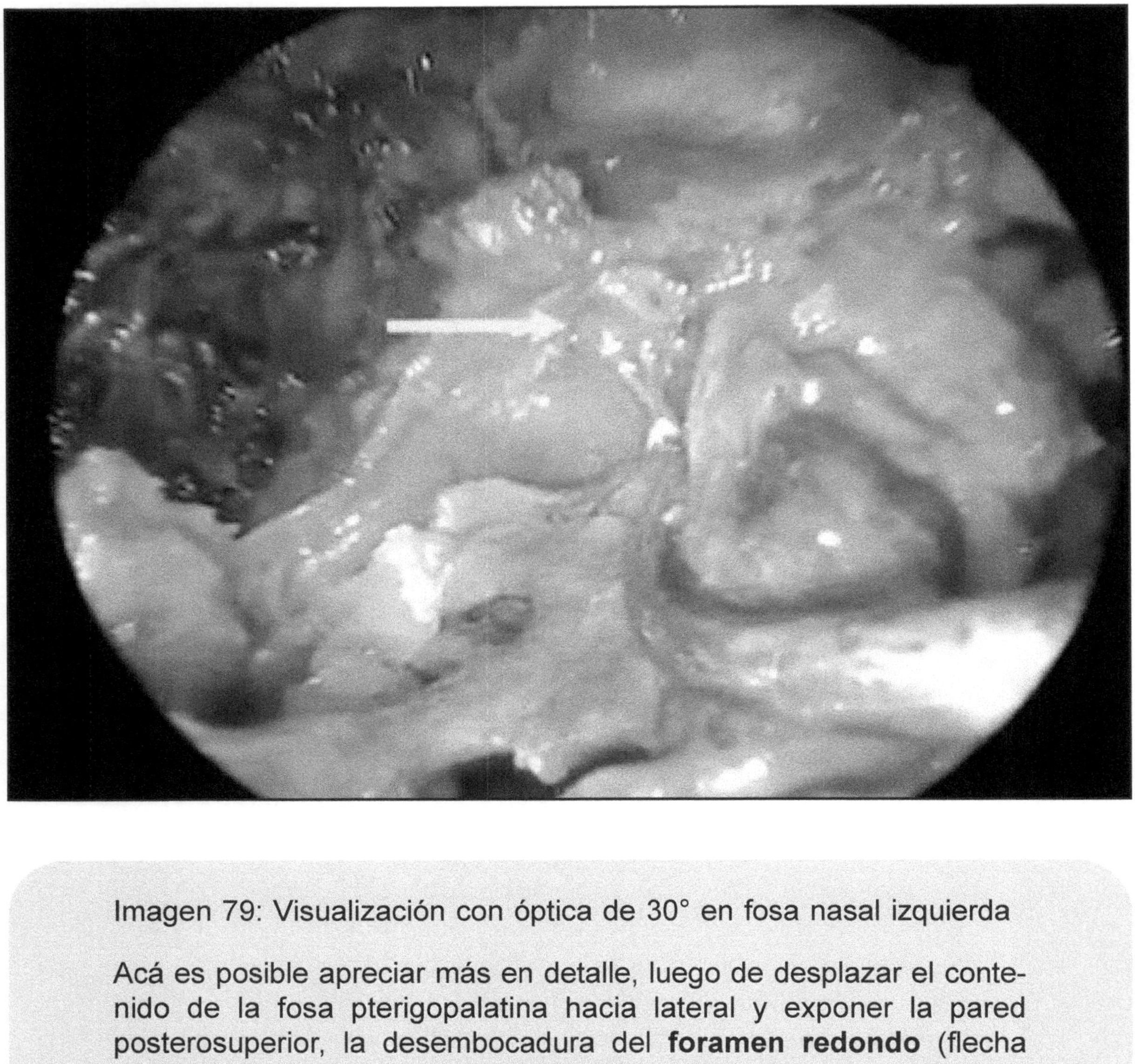

Imagen 79: Visualización con óptica de 30° en fosa nasal izquierda

Acá es posible apreciar más en detalle, luego de desplazar el contenido de la fosa pterigopalatina hacia lateral y exponer la pared posterosuperior, la desembocadura del **foramen redondo** (flecha amarilla), a través del cual el nervio maxilar ingresa a este espacio desde el piso del seno cavernoso en la fosa craneal media.

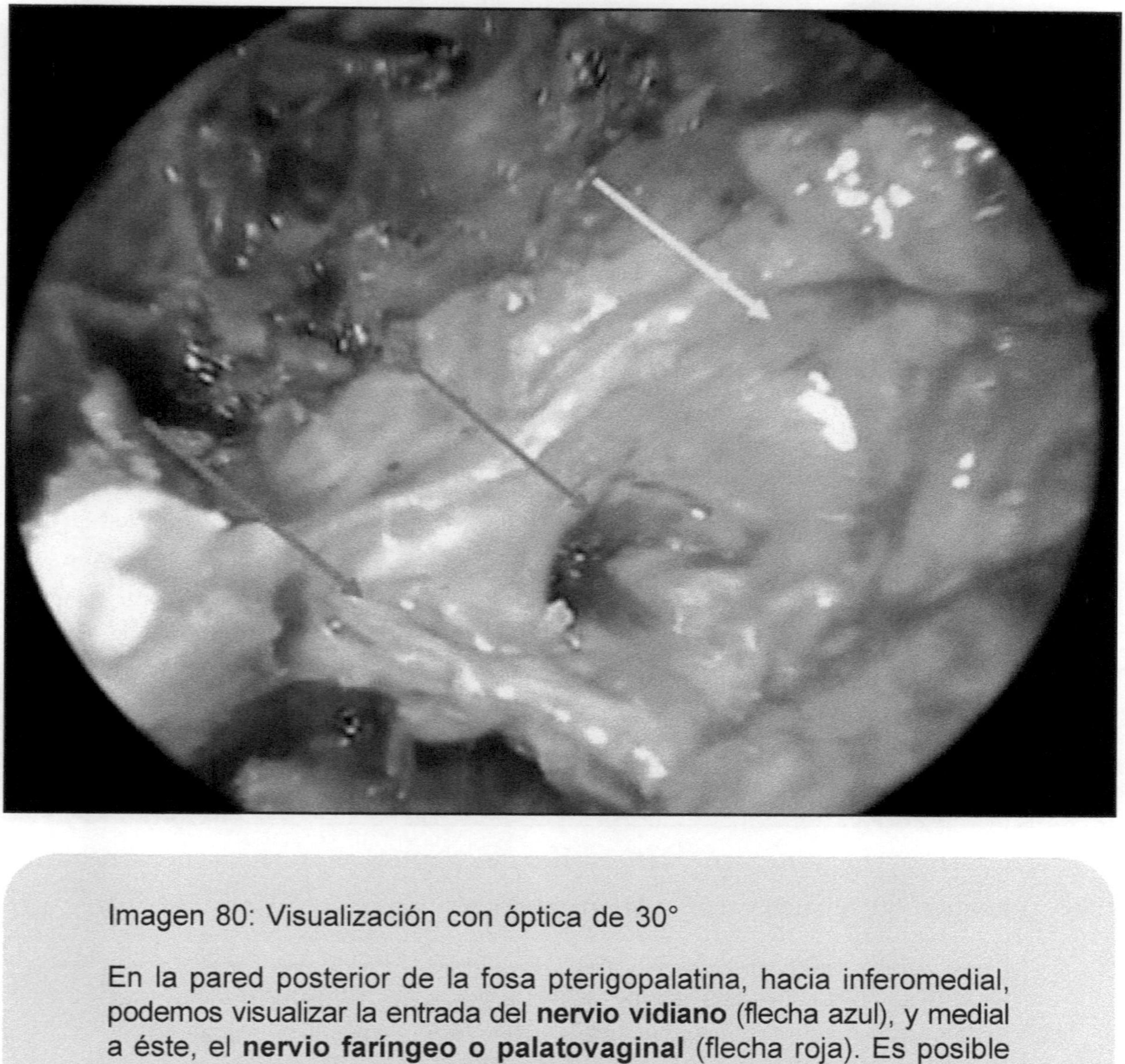

Imagen 80: Visualización con óptica de 30°

En la pared posterior de la fosa pterigopalatina, hacia inferomedial, podemos visualizar la entrada del **nervio vidiano** (flecha azul), y medial a éste, el **nervio faríngeo o palatovaginal** (flecha roja). Es posible observar la relación de estas estructuras con la emergencia del **nervio maxilar en el foramen redondo** (flecha amarilla).

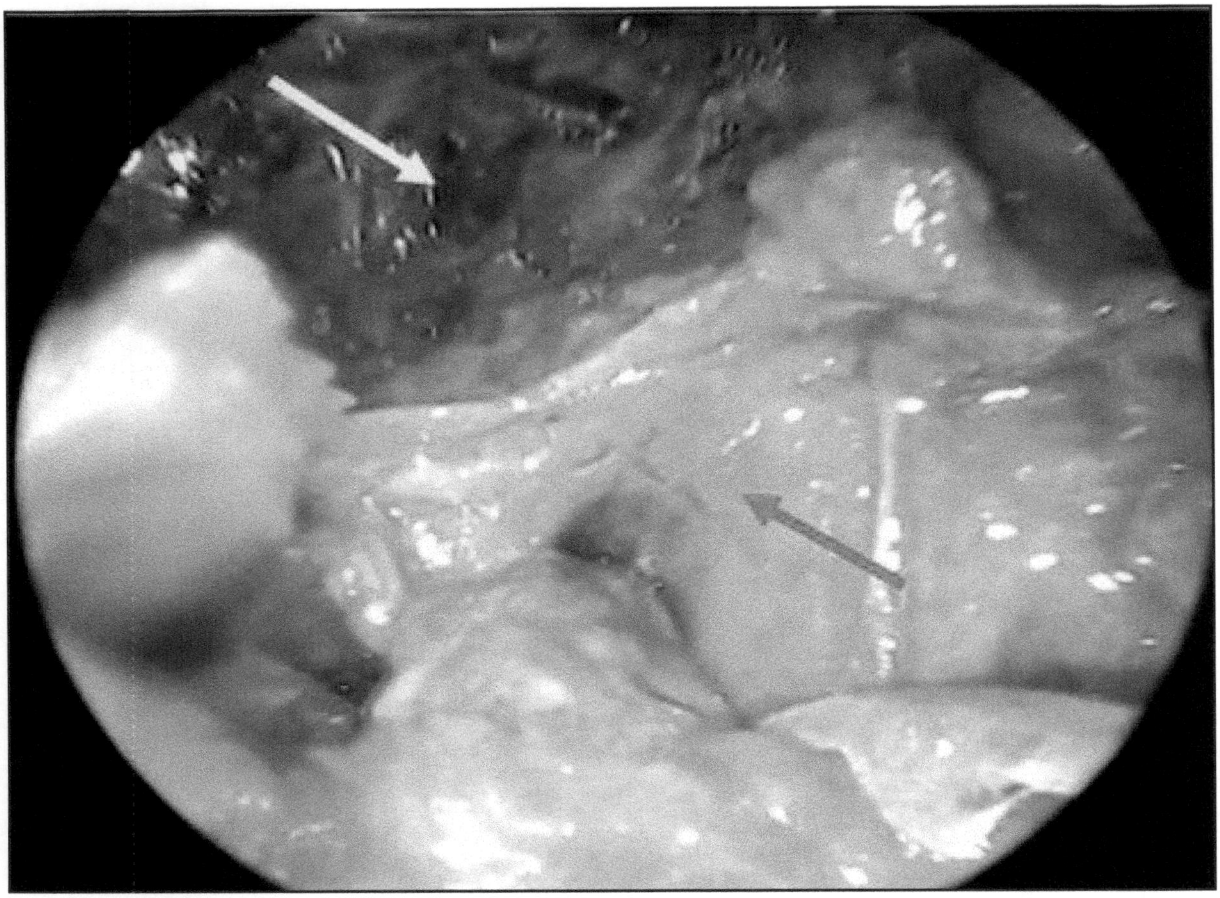

Imagen 81: Visualización con óptica de 30°

Entre ambas estructuras, conducto del vidiano y foramen redondo, es posible acceder a través de un abordaje **transpterigoideo** (flecha roja) al receso lateral de un **seno esfenoidal** (flecha amarilla) con ese tipo de neumatización. De esta forma se puede manejar la patología al interior de este receso con un abordaje directo, con mejor visualización e intrumentalización.

8. Arterias etmoidales

Estar familiarizado con la posición, la dirección y las relaciones de las arterias etmoidales, es importante para poder tener mejor control de éstas al momento de realizar una CEN, y así efectuar cirugías completas, pero a la vez seguras. Es fundamental la evaluación preoperatoria de ellas en todas las proyecciones de la tomografía de cavidades perinasales, para saber de antemano su posición, su simetría en ambas fosas nasales, la presencia de arterias accesorias, y su relación con la base de cráneo y con las celdillas etmoidales.

Puede llegar a ser necesario en ciertas ocasiones ligarlas o cauterizarlas (con bipolar) de forma dirigida, por ejemplo, para en el manejo de una epistaxis con probable origen en alguna de estas arterias. También, en casos de abordaje transcribiforme (en los que se reseca lámina cribiforme y parte de fóvea etmoidal), es vital el previo reconocimiento y sección de estos vasos.

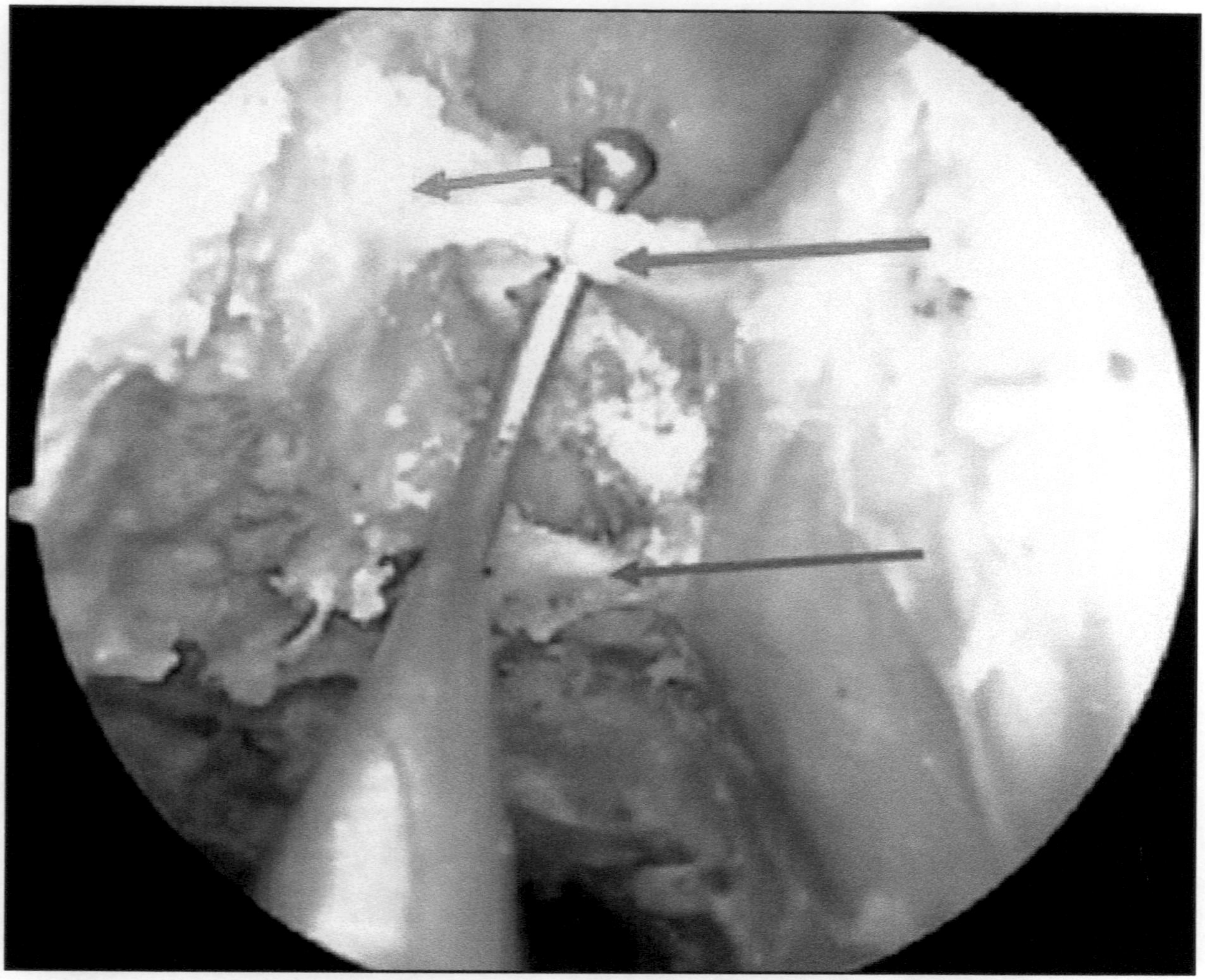

Imagen 82: Visión de base de cráneo en fosa nasal izquierda con óptica de 30°

Se observa **arteria etmoidal anterior** (flecha roja) y **arteria etmoidal posterior** (flecha azul), emergiendo desde la **peri-órbita izquierda expuesta** (flecha amarilla)

Observar dirección hacia anteromedial de arteria etmoidal anterior y dirección horizontal de arteria etmoidal posterior hacia la **lamela lateral** (flecha verde)

Ambas cruzan pegadas a la base de cráneo, sin embargo, la arteria etmoidal anterior, en un tercio de los casos está separada de ésta, como se observa en la imagen.

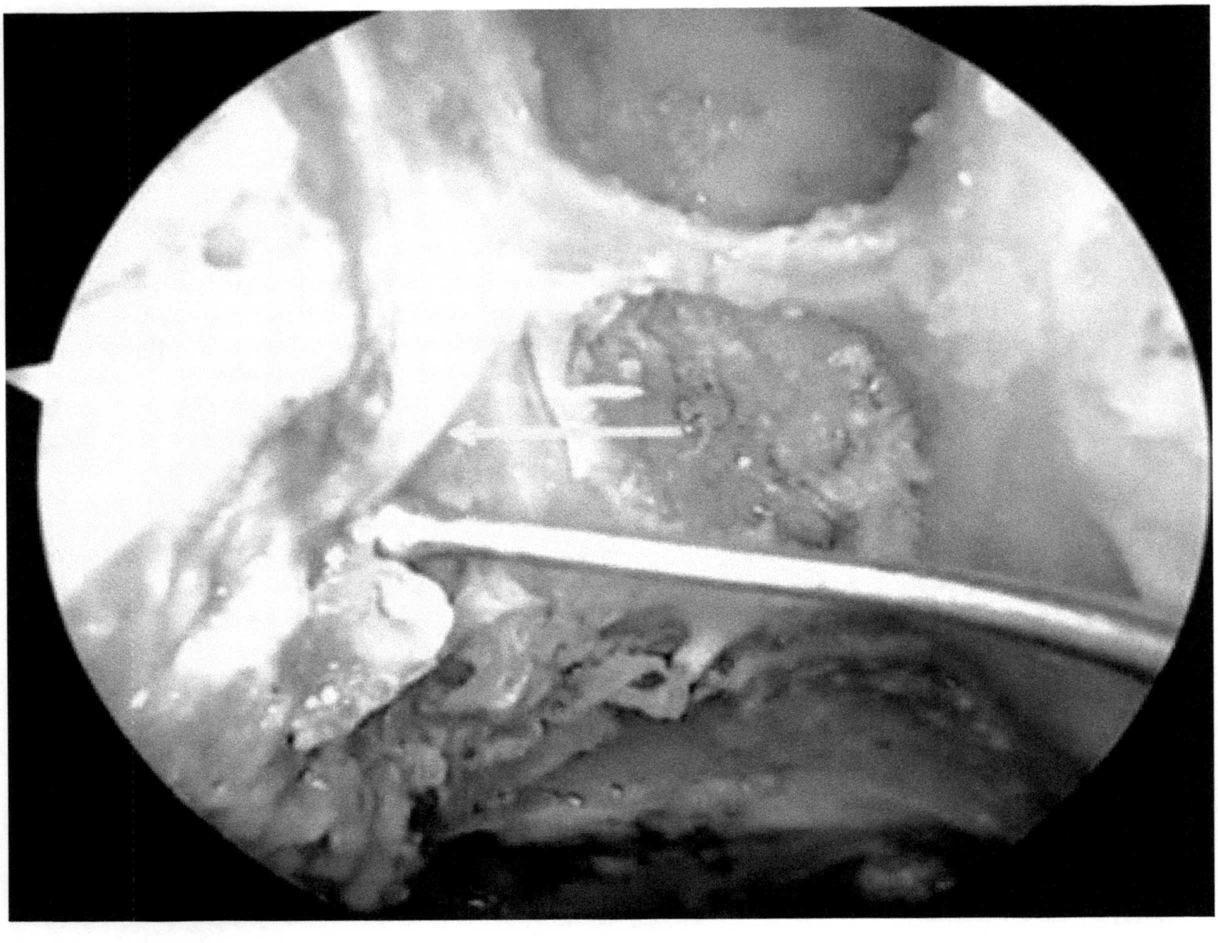

Imagen 83: Visión de base de cráneo en fosa nasal izquierda con óptica de 30°

Se observa como ambas arterias etmoidales, luego de cruzar la base de cráneo, ingresan a la fosa olfatoria, a nivel de la lamela lateral.

Se resecó el delgado hueso de lamela lateral, exponiendo la fosa olfatoria e identificándose un **filete olfatorio** (flecha amarilla).

Es importante destacar que ambas arterias no están desnudas al interior de la fosa nasal, sino que tienen una delgada lámina ósea que las envuelve.

9. Pared medial de orbita, peri-órbita y musculatura intraocular

Al realizar una cirugía endoscópica endonasal, tenemos que lograr identificar la lámina papirácea del etmoides para reconocer nuestro límite lateral de disección, y en la gran mayoría de los casos, ésta debe ser respetada.

Resulta relevante conocer la relación, la cercanía y las características del contenido intra-orbitario a la visualización endoscópica, tanto para las situaciones en las que necesitemos realizar una resección parcial de la pared medial de la órbita, o simplemente para tener mayor claridad respecto de las estructuras que debemos cuidar al trabajar con nuestro instrumental en su proximidad (sobre todo si la pared ósea estaba dehiscente con anterioridad o se dañó durante la cirugía).

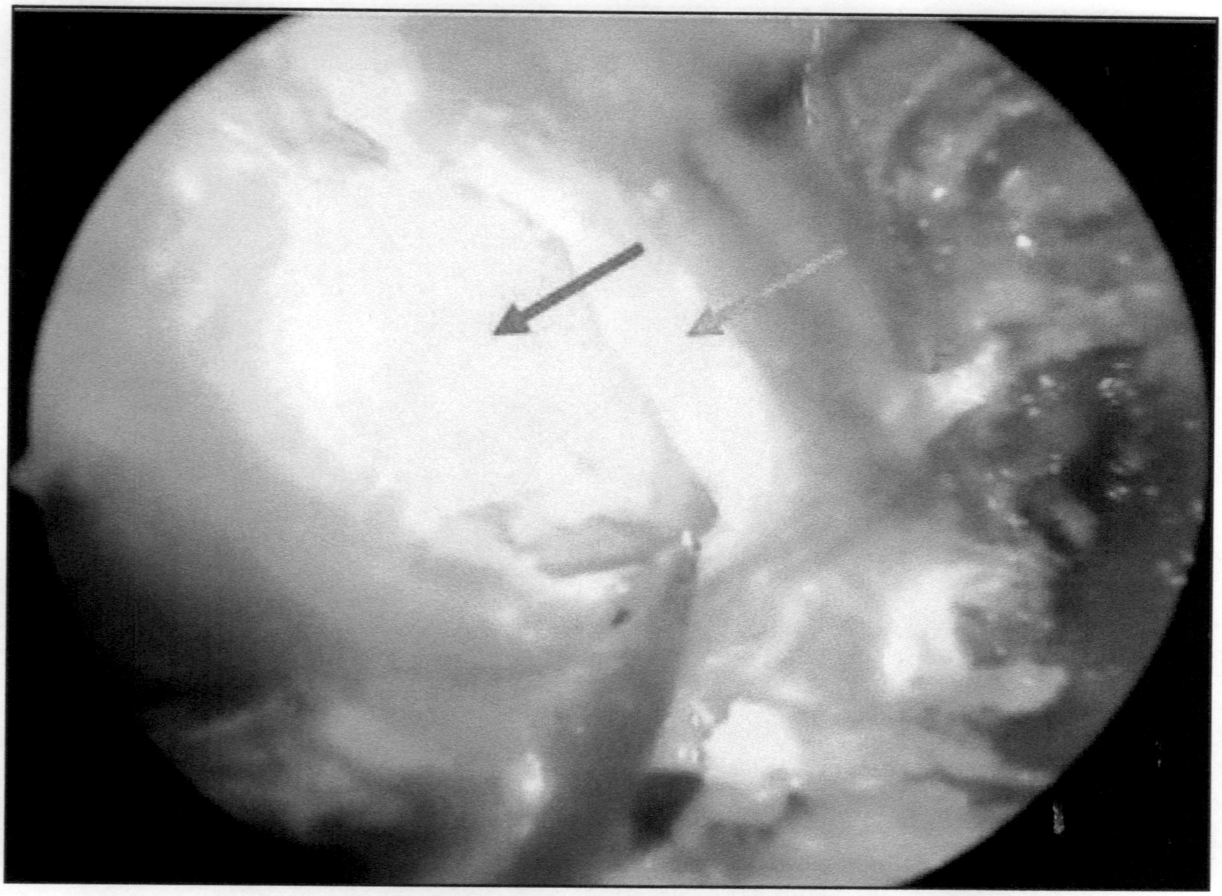

Imagen 84: Visión lateral y superior con óptica de 30° en fosa nasal derecha

Se observa que ya fue realizada una etmoidectomia completa, con resección de la pared ósea medial de la órbita derecha.

Es posible apreciar la **peri-órbita** (flecha azul), la cual se encuentra seccionada horizontalmente, exponiendo la **grasa intraorbitaria** (flecha roja) con su característica coloración amarillenta.

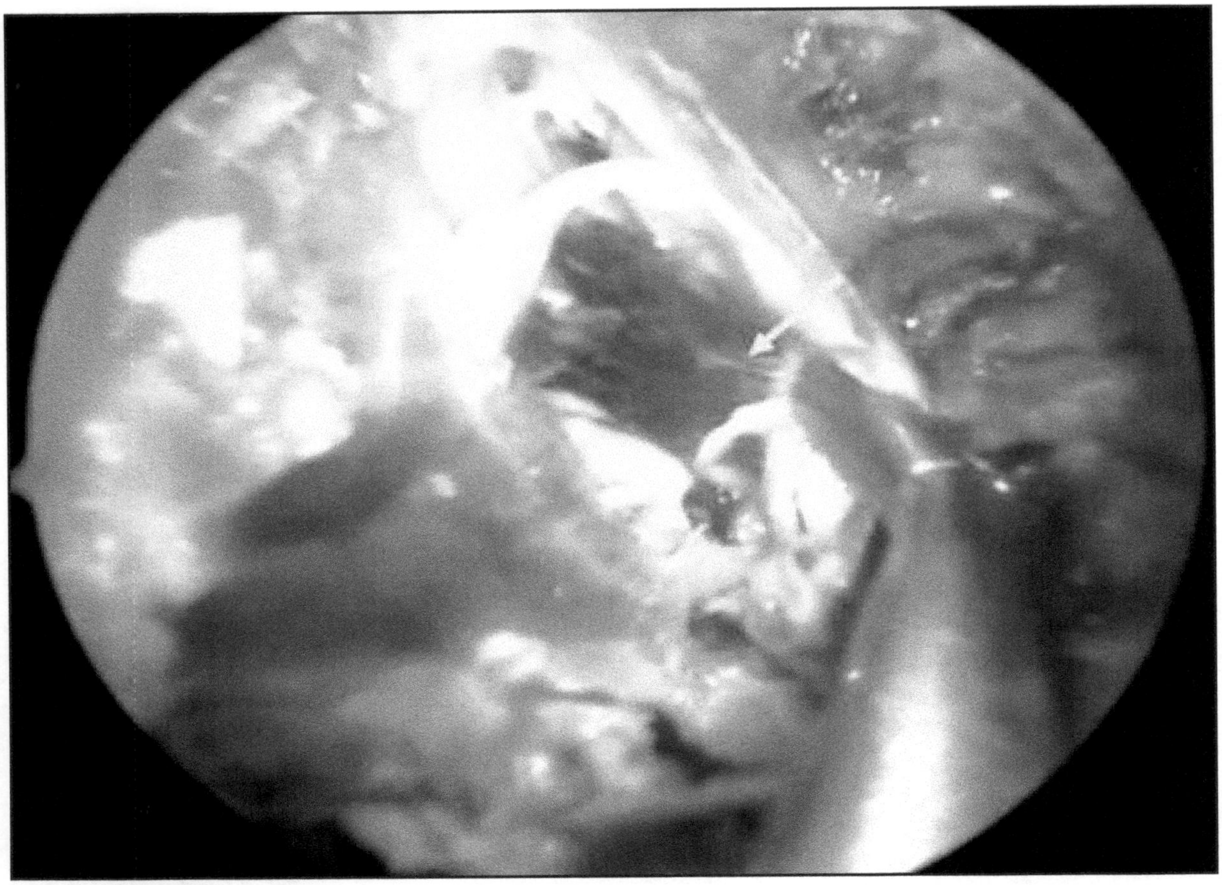

Imagen 85 Visión lateral y superior con óptica de 30° en fosa nasal derecha

Es posible visualizar, tras remover sólo un poco de tejido graso, la presencia de las fibras horizontales del **músculo recto medial** (flecha amarilla).

Es importante señalar la cercanía que existe entre este músculo y la peri-órbita, a lo largo de toda la pared medial hasta el ápex orbitario.

Se debe tener mucha precaución con el uso de instrumental como el microdebridador, ya que fácilmente se podría lesionar la grasa orbitaria y el musculo recto medial, con resultados catastróficos.

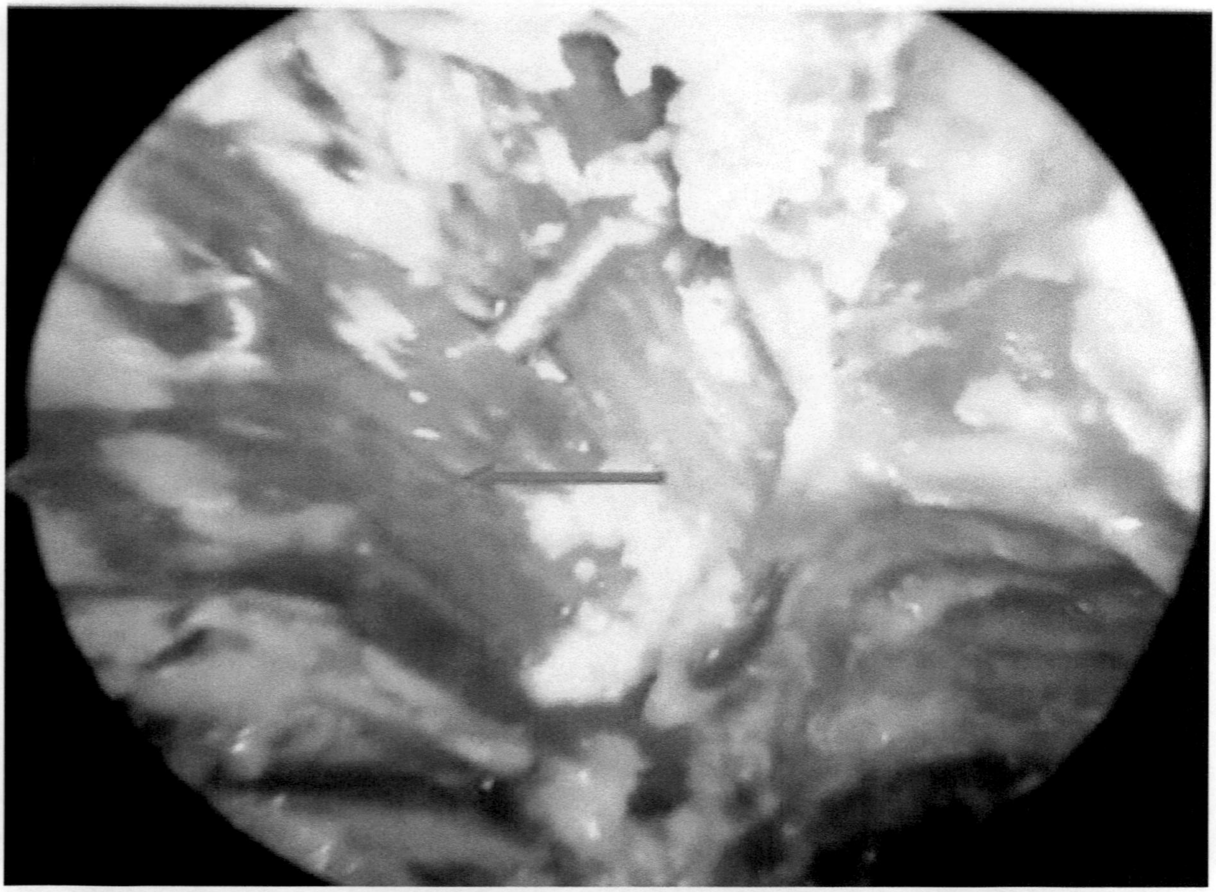

Imagen 86: Visualización con óptica de 30° en fosa nasal derecha

Con el tactador se está tomando y desplazando levemente hacia medial al **musculo recto medial** (flecha roja), el cual tiene un trayecto horizontal desde el anillo tendinoso común posteriormente, hasta su inserción anterior en la cara medial y anterior de la esclera.

Por el espacio en el que está la punta del tactador, emergen las arterias etmoidales hacia la fosa nasal, saliendo perpendiculares a la prolongación de la arteria oftálmica.

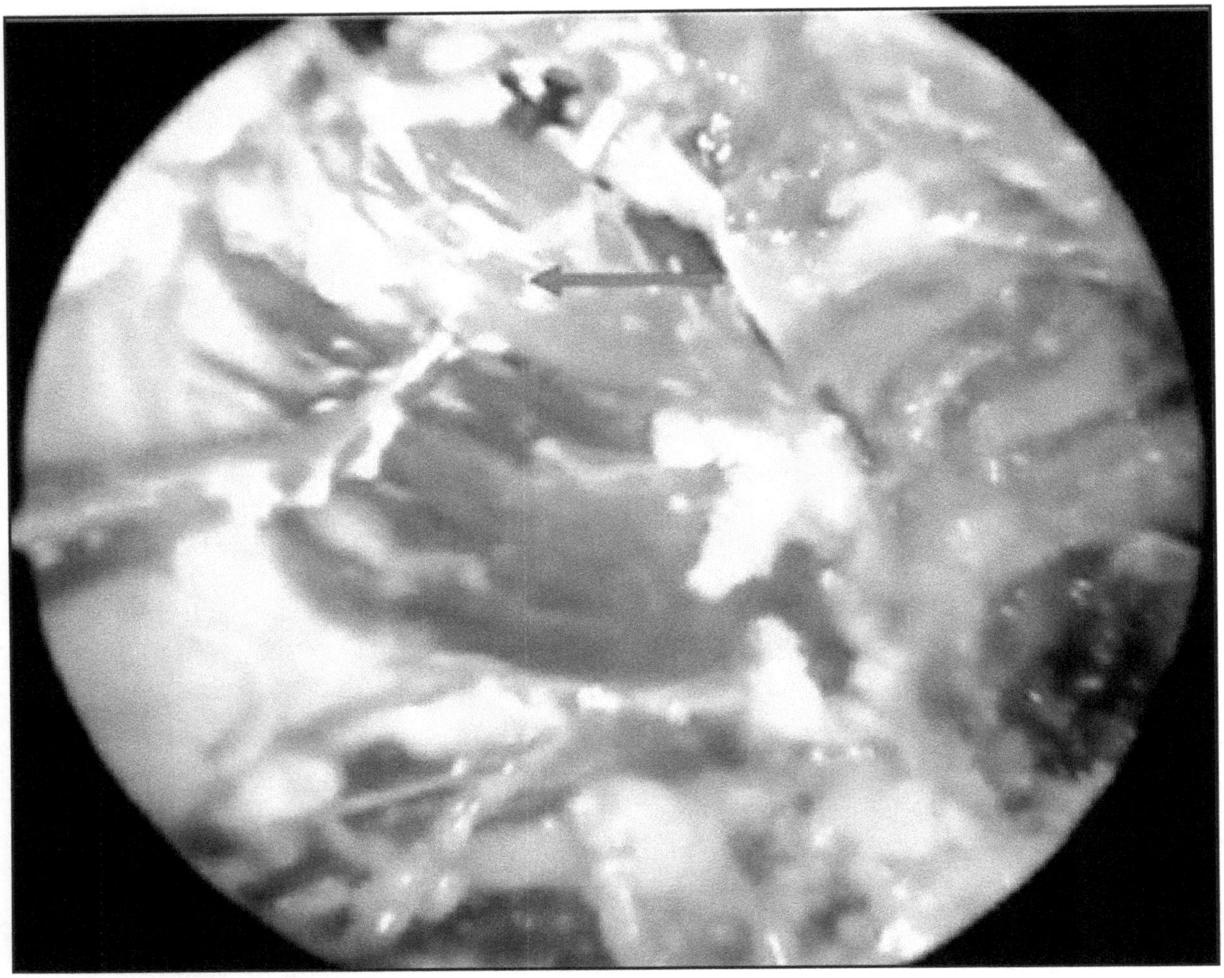

Imagen 87: Visualización con óptica de 30° en fosa nasal derecha

Superior al músculo recto medial, se observa el tactador desplazando al **músculo oblicuo superior** (flecha roja) hacia medial y anterior. Este músculo tiene una trayectoria oblicua, desde su inserción posterior en el anillo tendinoso común (por encima del músculo recto medial), hasta la tróclea, en la porción anterior y superior de la pared medial de la órbita, en donde se repliega levemente hacia posterior y lateral, para insertarse en la región lateral y superior de la esclera.

10. Imágenes de acceso endoscópico a base de cráneo

En la actualidad, gracias a la cirugía endoscópica endonasal, resulta posible acceder y manejar, por una vía más directa y segura, patología de la base de cráneo (fosa anterior, media y posterior).

La cirugía endonasal endoscópica de tumores benignos de hipófisis, realizada en conjunto entre Otorrinolaringólogo y Neurocirujano es la cirugía endoscópica de base de cráneo más realizada. Mediante una esfenoidotomía bilateral amplia, con resección del septum interseno y una septectomía posterior, es posible realizar la apertura de la silla turca y de las capas de duramadre, para poder resecar estos tumores. Eventualmente esta apertura puede extenderse trastuberculum y transplanum, para patología con extensión supraselar, o lesiones con su origen en esta zona.

También existe la posibilidad de realizar la cirugía de tumores que comprometen la rinobase anterior, como los estesioneuroblastomas, con una resección transcribiforme; o de cordomas de clivus, con abordajes transclivales.

Resulta crucial el conocimiento acabado de la anatomía de la base de cráneo, por sus caras exo y endocraneal, para poder realizar estos procedimientos de manera segura y exitosa.

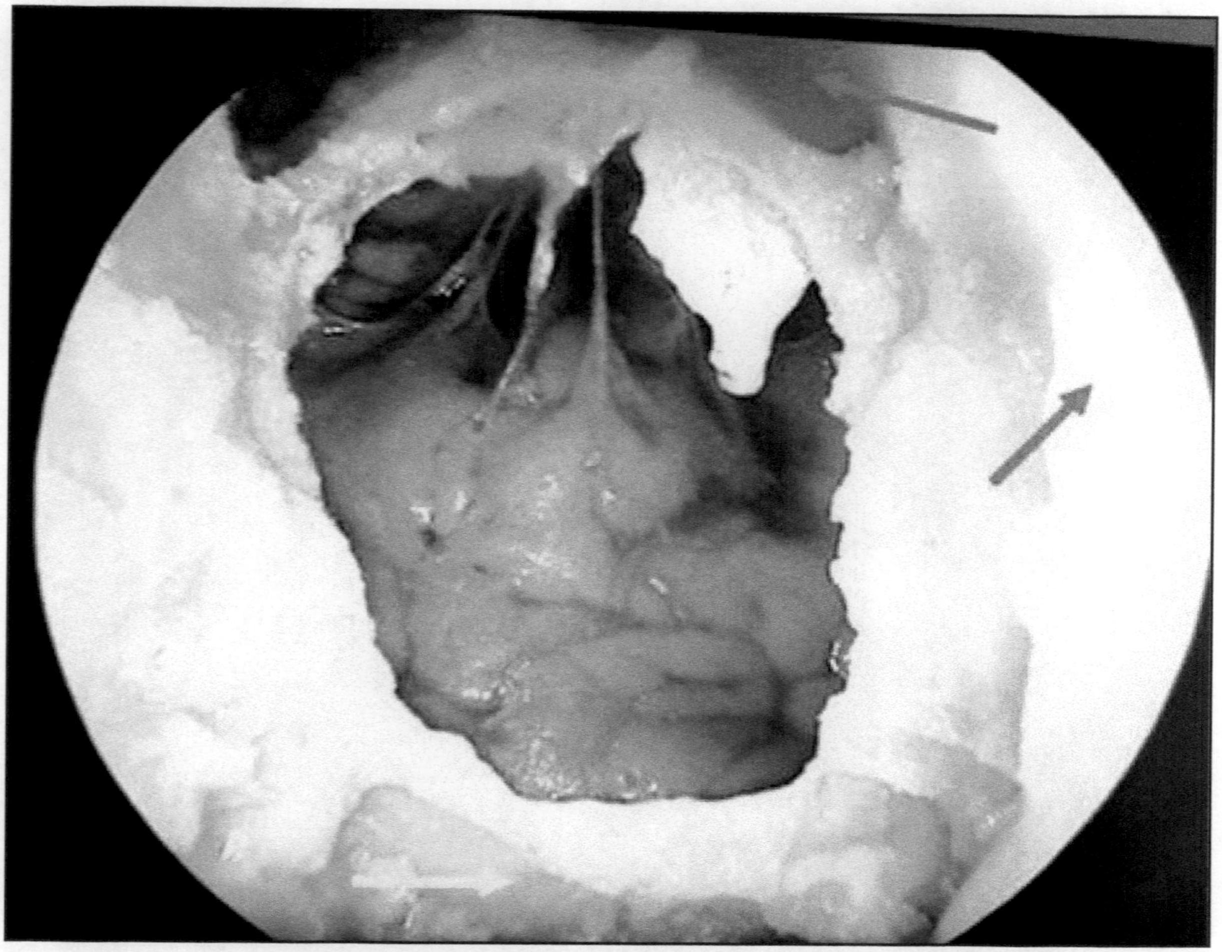

Imagen 88: **Abordaje transcribiforme.** Se observa base de cráneo anterior por vía endonasal con óptica de 30°

Se realizó **Draf III** (flecha azul), etmoidectomía completa y esfenoidotomía amplia. Resección de septum nasal, ligadura o cauterización de arterias etmoidales y corte óseo anterior a nivel del domo del frontal, y hacia posterior, en **unión de techo de etmoides con planum esfenoidal** (flecha amarilla). Cortes óseos laterales en fóvea etmoidal a nivel de **láminas papiráceas** (flecha roja), y corte superior para separar crista galli de la hoz del cerebro.

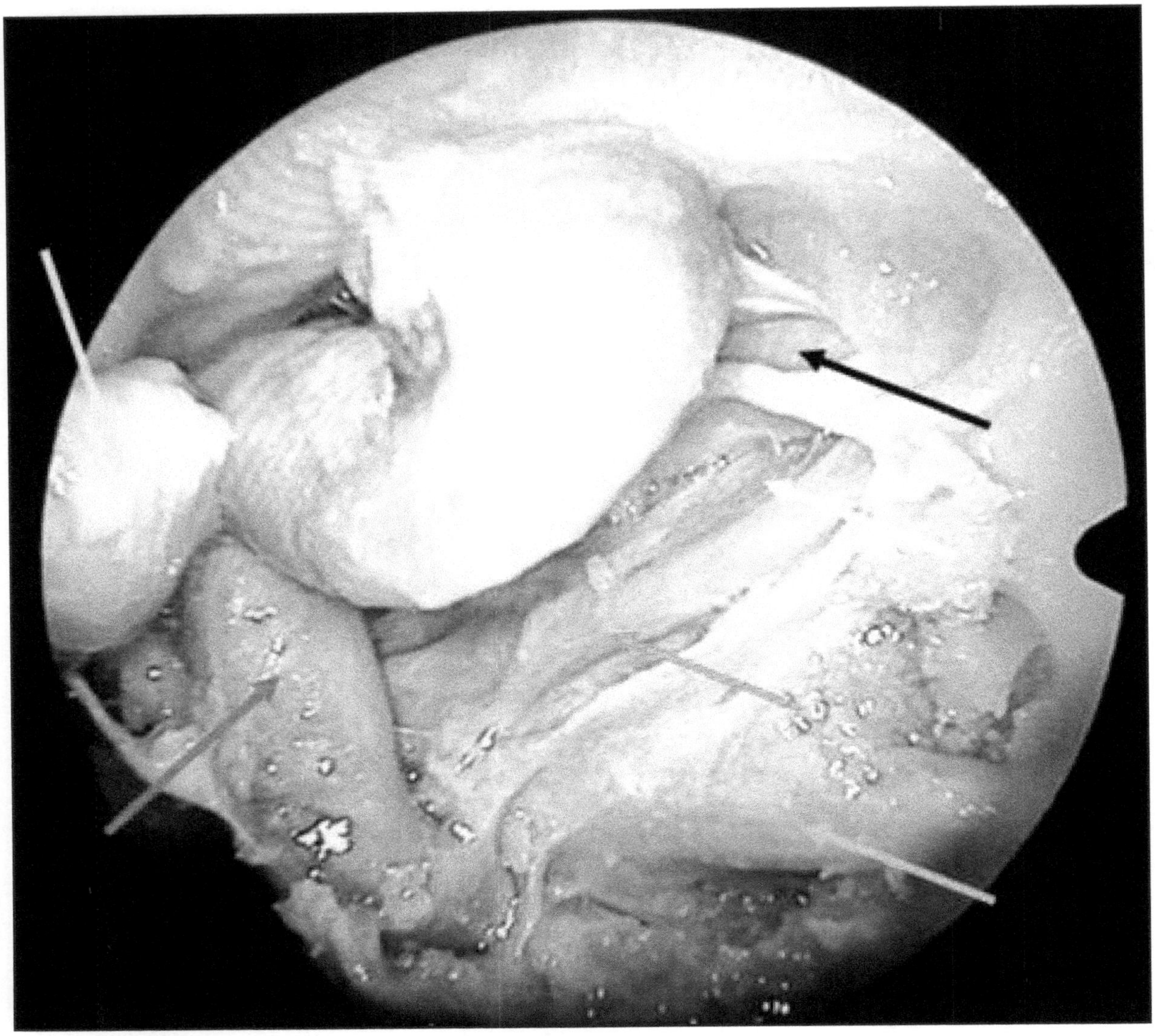

Imagen 89: Disección endoscópica de región selar y para-selar izquierda, con exposición de tercio medio de clivus bajo la **glándula hipófisis** (flecha amarilla)

Se observan las distintas porciones de la carótida interna, partiendo de la **paraclival** (flecha roja), genu posterior y porción horizontal, genu anterior y porción paraclinoidea.

Se visualizan estructuras vasculares que se encuentran en relación con el seno cavernoso ipsilateral: **V2** (flecha verde), **VI par craneal con fibras simpáticas** (flecha azul), **V1** (flecha blanca), **III par** (flecha negra).

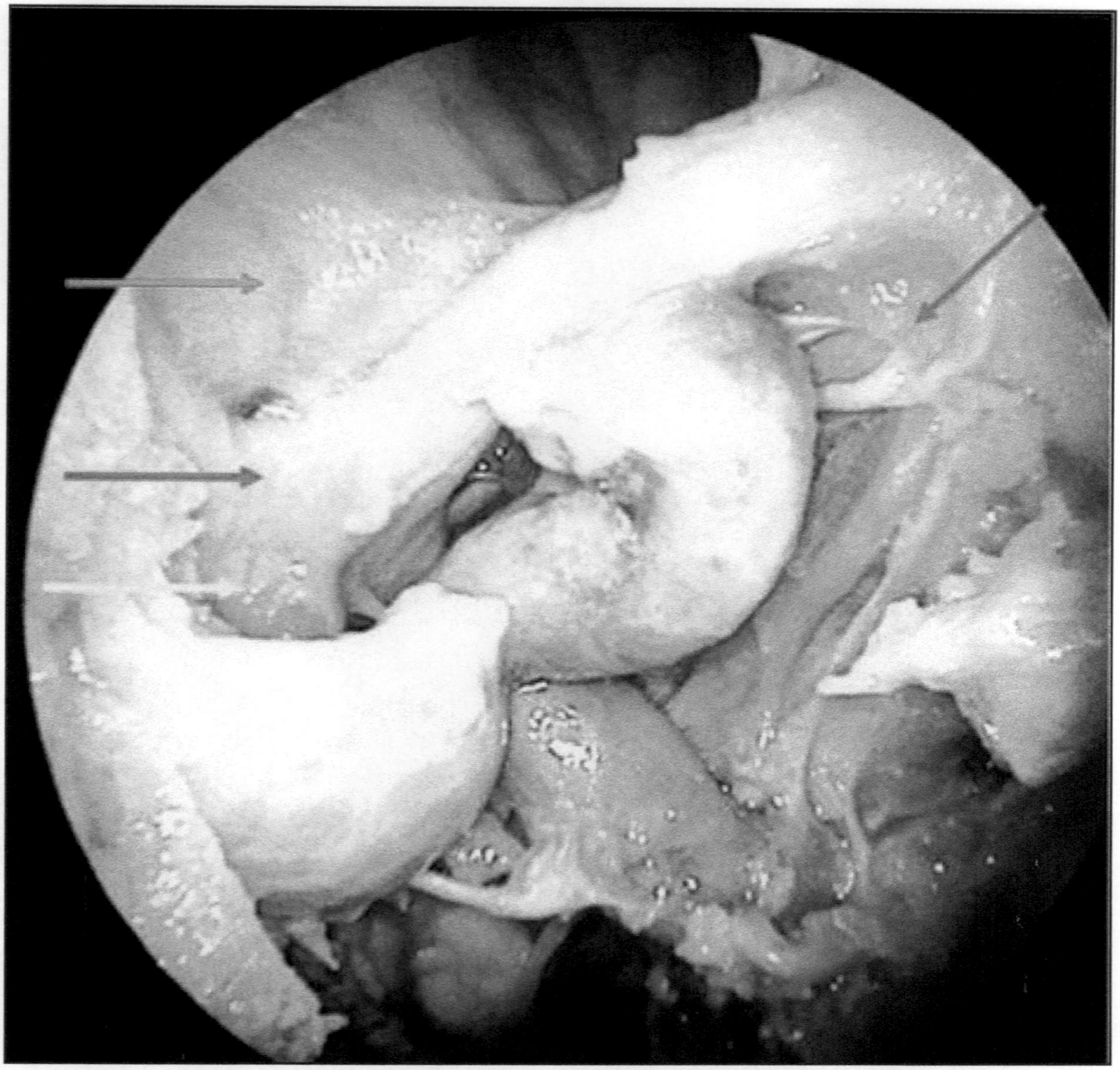

Imagen 90: Se observa la disección del espacio supraselar, con el **quiasma óptico** (flecha roja) y la continuación hacia anterior con ambos nervios ópticos, el **infundíbulo** (flecha amarilla) y el **espacio supra quiasmático** (flecha verde).

Se logra apreciar cómo los pares craneanos que discurren laterales al seno cavernoso, convergen en su ingreso a la fisura orbitaria superior (flecha azul).

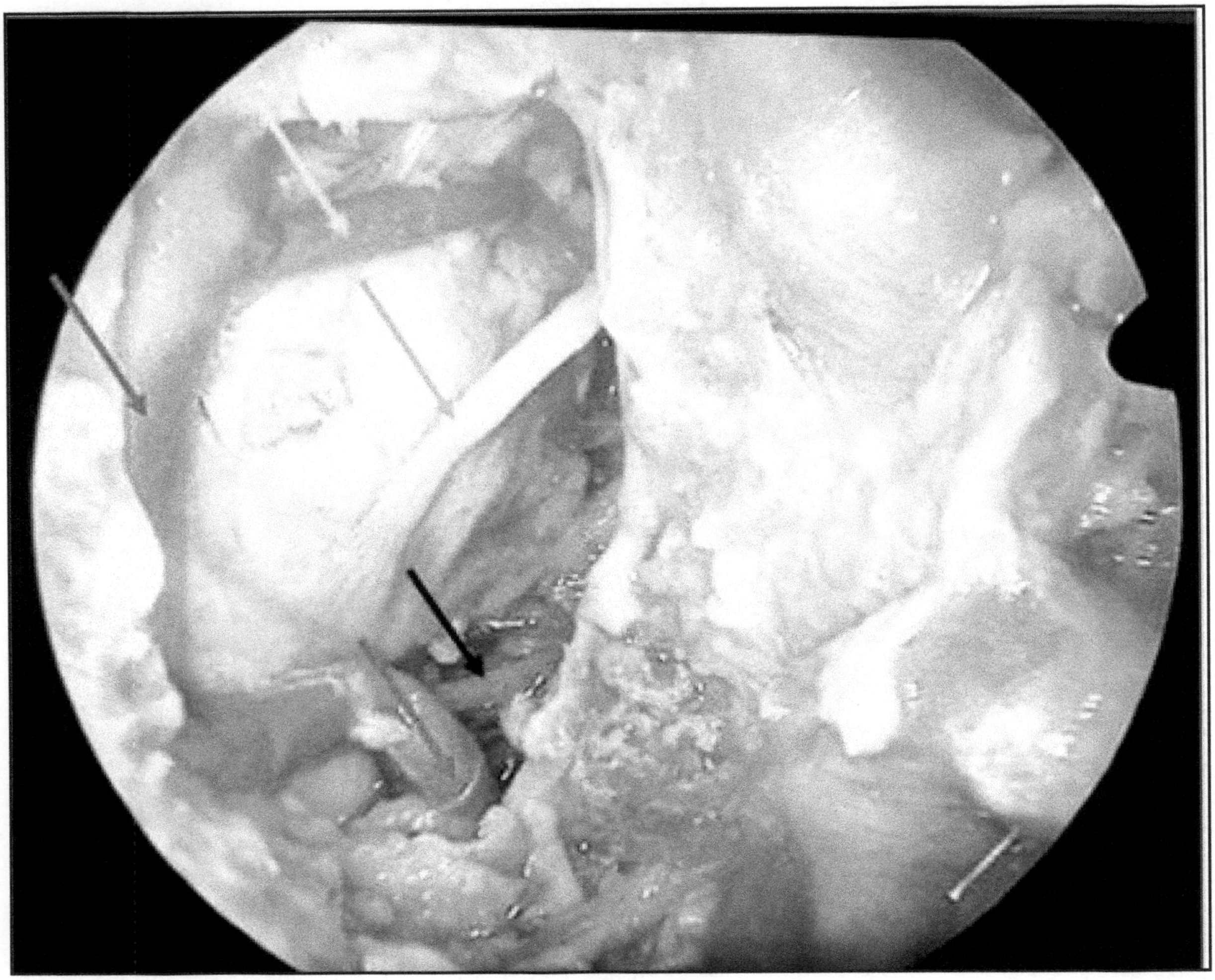

Imagen 91: Disección de tercio medio de clivus

Se observa el **puente del tronco encefálico** y distintas estructuras neurovasculares sobre él:

Arteria vertebral (flecha roja), **Arteria basilar** (flecha azul), **Arteria cerebelosa posteroinferior** (flecha negra), **Arteria cerebelosa anteroinferior** (flecha amarilla), **VI par** (flecha verde).

11. Correlación radiológica de la anatomía quirúrgica nasosinusal

Las cavidades perinasales presentan una gran variabilidad anatómica determinada básicamente por el grado de neumatización de éstas. Estas particulares variantes son exclusivas de cada paciente, cambian en distintos momentos del desarrollo y difieren entre las cavidades derechas e izquierdas del mismo paciente. Es por esta razón que se hace necesario contar con imágenes preoperatorias detalladas para realizar una cirugía segura. El avance tecnológico ha permitido «navegar» durante la cirugía las imágenes preoperatorias para disminuir la posibilidad de error y lesión de estructuras delicadas. Hay que considerar que debido a que la imagen es «preoperatoria», no siempre lo que se observa en el campo quirúrgico se correlaciona totalmente con la imagen radiológica. De todas formas, la navegación es de gran ayuda. En las siguientes imágenes radiológicas de un sistema de navegación, se muestran las tres proyecciones: coronal, axial y sagital y se correlaciona con algún punto específico endoscópico. Este ejercicio -correlacionar la imagen radiológica con la anatomía endoscópica- es importante para comprender e interiorizar la anatomía y será de gran utilidad para predecir los hallazgos intraoperatorios y planificar mejor cada cirugía.

Imagen 92

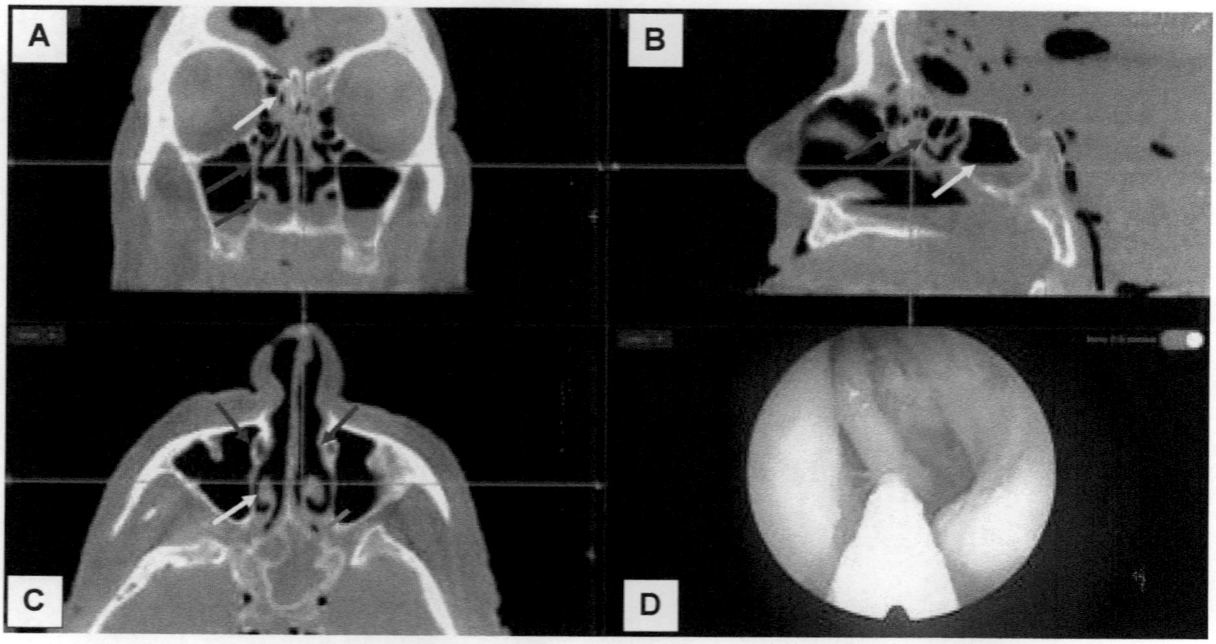

A. En estas imágenes se visualizan los cornetes medios e inferiores (Flecha Azul). Hacia cefálico se distingue la lámina cribiforme (Flecha Amarilla) y en la porción central, la crista galli (Flecha Roja); **B.** Visualización de las celdillas etmoidales anteriores y posteriores (Flecha Azul). Por posterior vemos el seno esfenoidal (Flecha Amarilla) y su relación con la silla turca (Flecha Roja); **C.** Plano axial donde se visualizan los conductos lagrimonasales (Flecha Azul), los cornetes medios (Flecha Amarilla) y parte de los recesos esfenoetmoidales (Flecha Roja); **D.** Se señala la cabeza del cornete medio izquierdo, y la posicion en las distintas proyecciones de la TC (líneas verdes).

Imagen 93

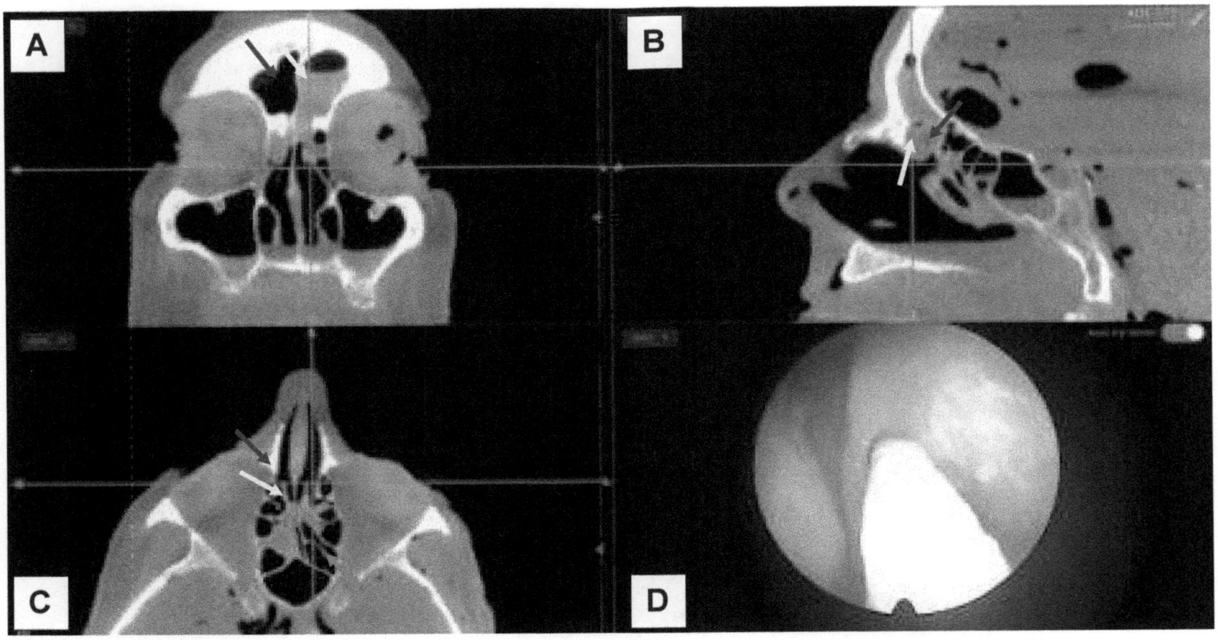

A. Imagen coronal por anterior a las celdillas etmoidales donde se visualizan los senos frontales (Flecha Azul) con su tabique intermedio (Flecha Amarilla) y la porción más anterior e inferior del proceso uncinado (Flecha Roja); **B.** En esta imagen podemos visualizar el ostium del seno frontal (Flecha Azul) y la celdilla de Agger Nasi (Flecha Amarilla); **C.** Plano axial donde se observa el aspecto superior de los conductos lagrimonasales (Flecha Azul) y las celdillas etmoidales anteriores (Flecha Amarilla) y posteriores (Flecha Roja); **D.** Se esta señalando la región de la axila del cornete medio, por delante de la apófisis unciforme izquierda y su posición en las distintas proyecciones (líneas verdes).

Imagen 94

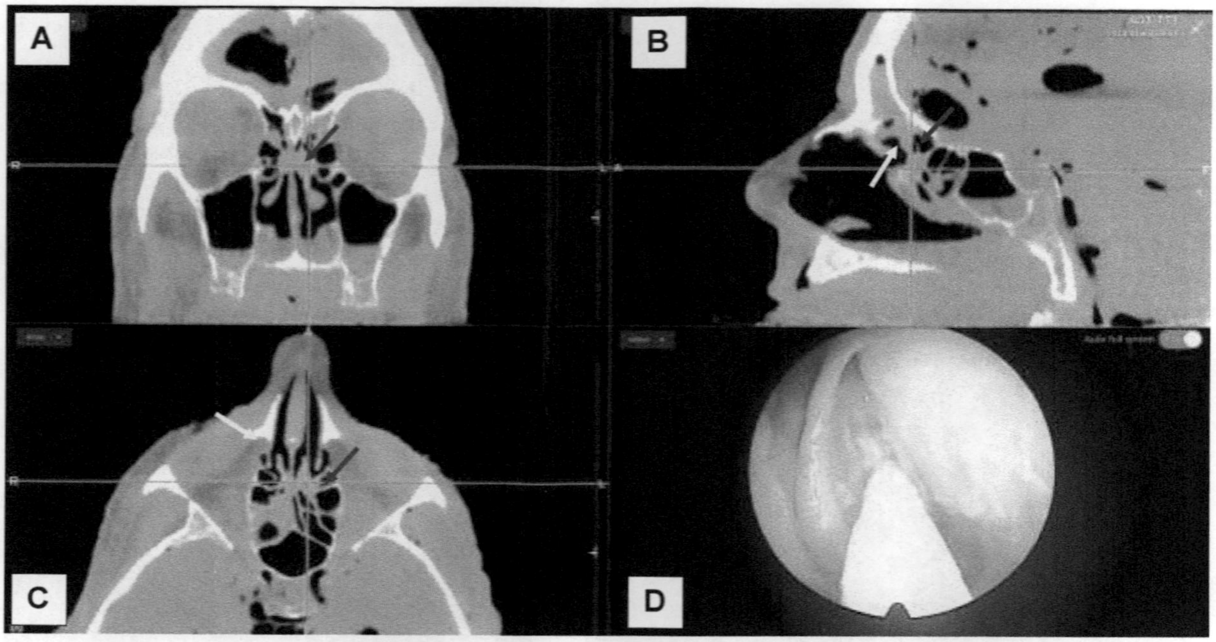

A. Corte axial donde es posible identificar el proceso uncinado (Flecha Azul), ostium (Flecha Amarilla), infundíbulo (Flecha Roja) y el hiato semilunar (Flecha Verde); **B y C** imágenes post resección del proceso uncinado (Flecha Azul). Cornete medio (Flecha Amarilla). Conducto lagrimonasal (Flecha Roja). **D.** Apófisis unciforme izquierda (porción vertical ya resecada), y su correlación imagenológica (lineas verdes).

Imagen 95

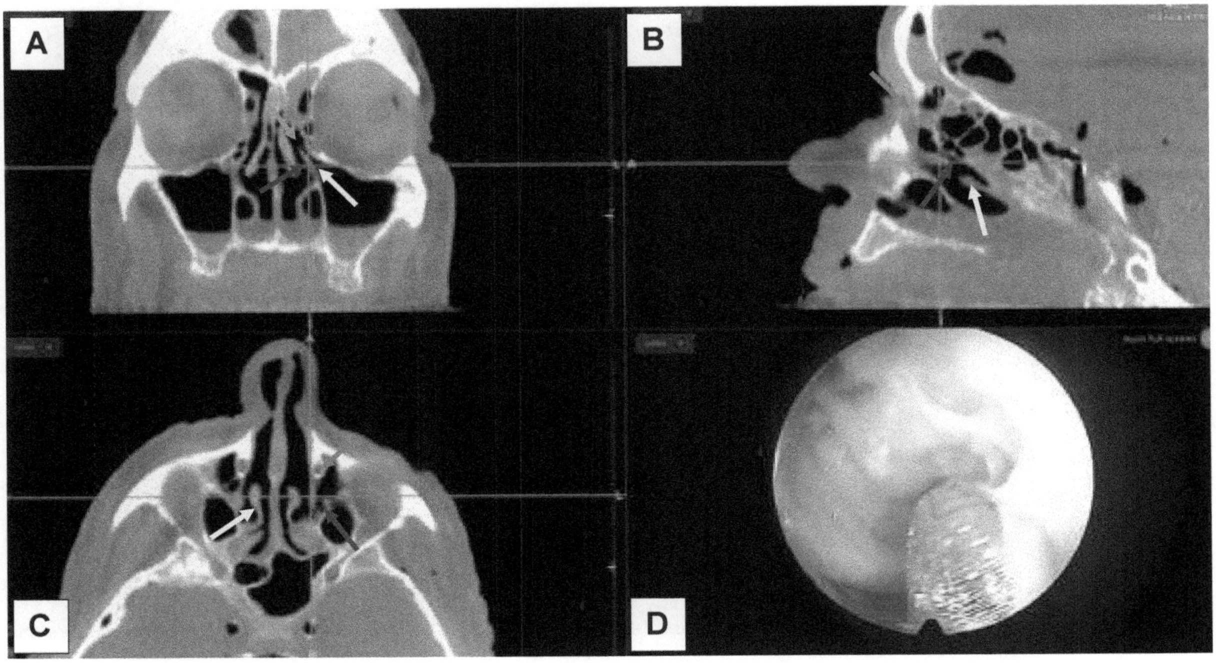

A. Corte axial donde es posible identificar el proceso uncinado (Flecha Azul), ostium (Flecha Amarilla), infundíbulo (Flecha Roja) y el hiato semilunar (Flecha Verde); **B y C** imágenes post resección del proceso uncinado (Flecha Azul). Cornete medio (Flecha Amarilla). Conducto lagrimonasal (Flecha Roja). **D.** Apófisis unciforme izquierda (porción vertical ya resecada), y su correlación imagenológica (líneas verdes).

Imagen 96

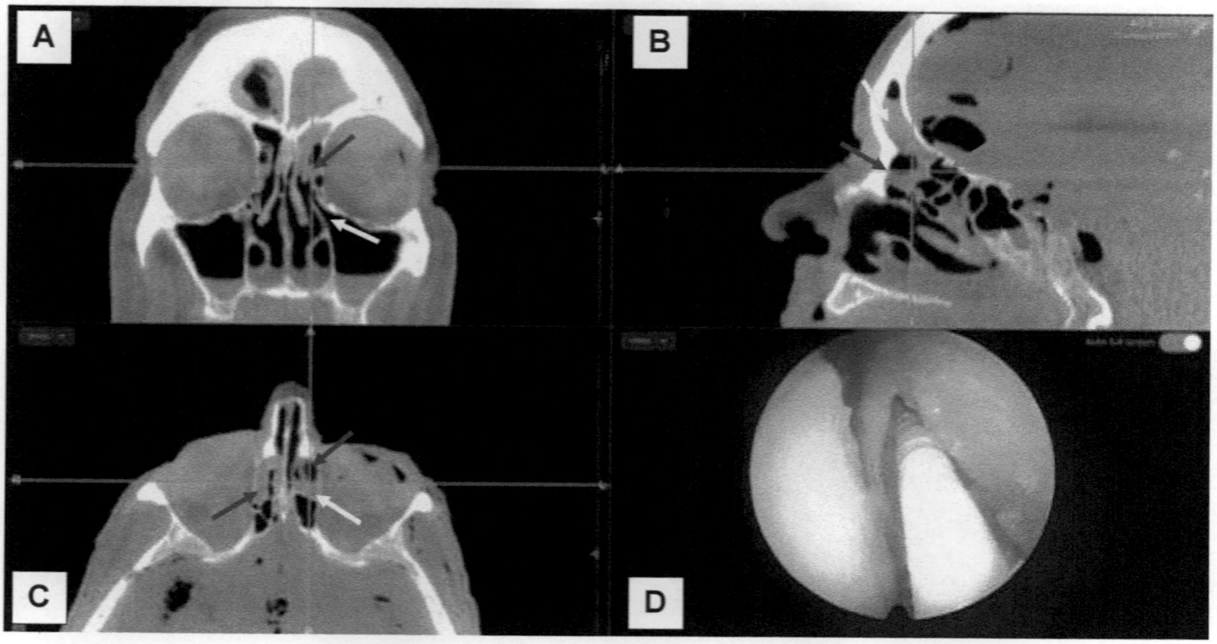

A. Imagen de celdilla de Agger Nasi (Flecha Azul), fíjese su relación con el proceso uncinado (Flecha Amarilla). Cornete medio (Flecha Roja); **B.** Celdilla de Agger Nasi (Flecha azul) correspondiendo a la celdilla etmoidal más anterior. Seno frontal (Flecha Amarilla). Fovea etmoidal (Flecha Roja); **C.** Resto de celdillas etmoidales (Flecha azul). Lámina papirácea (Flecha Amarilla); **D.** Interior de celdilla de Agger Nasi. Previamente se amplió la axila del cornte medio hacia superior (lineas verdes).

Imagen 97

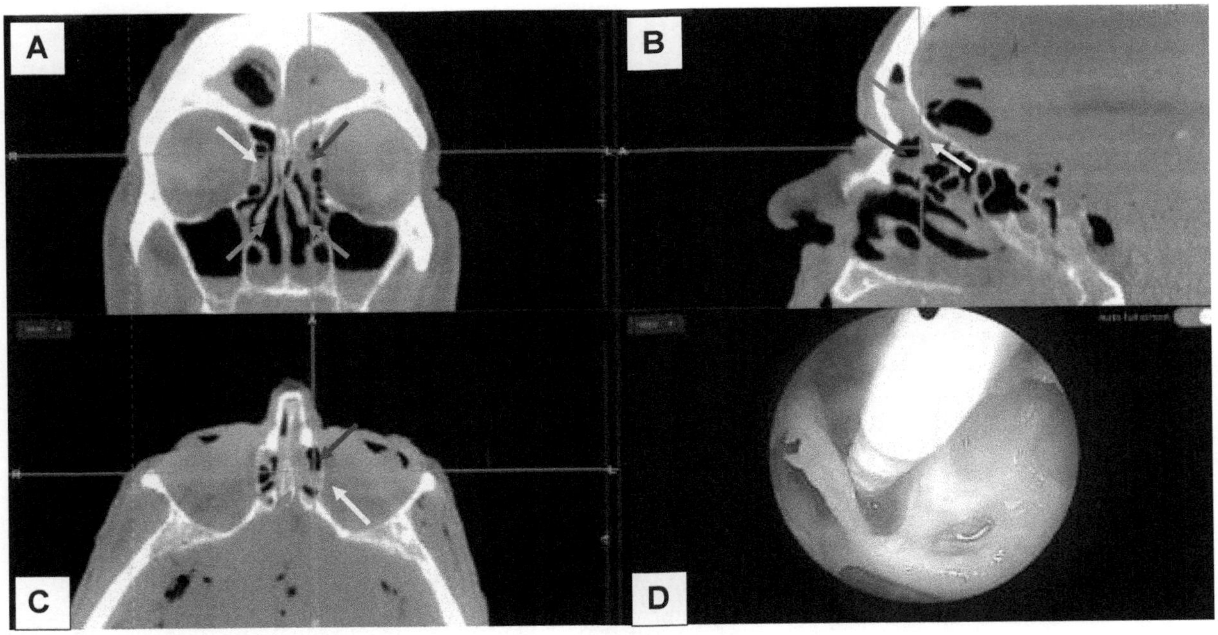

A. Celdilla de Agger Nasi en corte coronal (Flecha Azul). Lámina papirácea (Flecha Amarilla). Cornete medio (Flecha Roja); **B.** Celdilla de Agger Nasi por anterior al receso frontonasal, parcialmente visible (Flecha Amarilla). Seno Frontal (Flecha Roja); **C.** Celdilla de Agger Nasi en corte axial (Flecha Azul). Lámina papirácea (Flecha Amarilla). Crista galli (Flecha Roja); **D.** Con óptica angulada se señala porción superior de celdilla de Agger Nasi izquierda (líneas verdes), y medialmente vía de drenaje del seno frontal.

Imagen 98

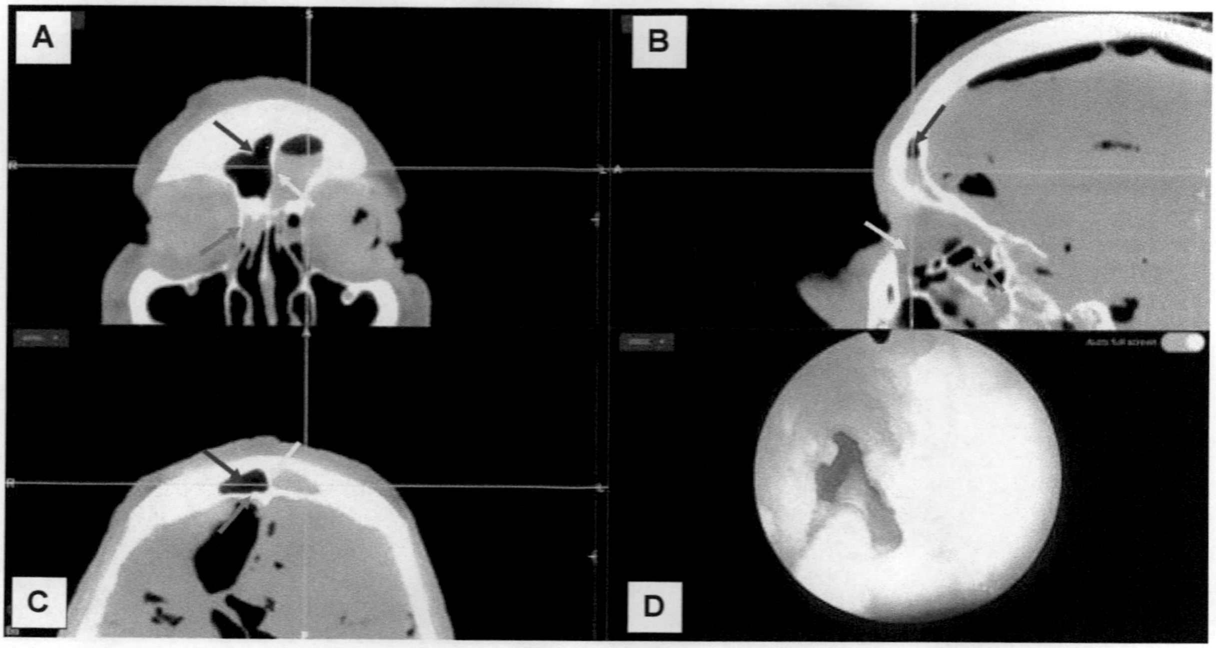

A, B y C. Imágenes del seno frontal en sus tres planos (Flecha Azul) ocupado por contenido hipodenso a izquierda; **A.** Tabique intermedio del seno frontal (Flecha Amarilla). Lámina papirácea (Flecha Roja); **B.** Conducto lagrimonasal (Flecha Amarilla). Celdilla etmoidales (Flecha Roja); **C.** Tabique intermedio (Flecha Amarilla). Pared posterior del seno frontal (Flecha Roja); **D.** Sinusitomía de Seno frontal, con fresado de la espina nasal del frontal, se señala el interior del seno (líneas verdes).

Imagen 99

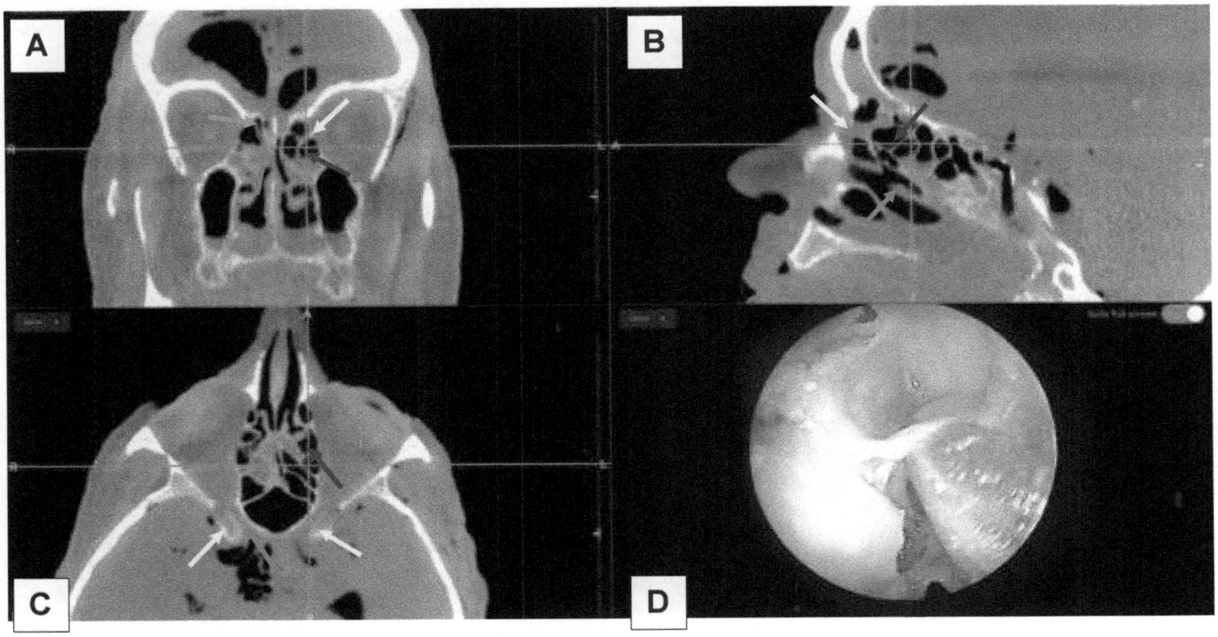

A, B y C. Imágenes de la Bulla etmoidal (Flecha Azul) en los tres planos. **A.** Lámina papirácea (Flecha Amarilla). Lámina medial (Flecha Roja) y lateral (Flecha Verde) de la placa cribiforme; **B.** Conducto lagrimonasal (Flecha Amarilla). Cornete medio (Flecha Roja); C. Apófisis clinoides anteriores (Flecha Amarilla). Canal óptico (Flecha Roja); **D.** Con óptica angulada se observa la Bulla etmoidal. Sobre su techo (líneas verdes) se visualiza, en corte sagital, la arteria etmoidal anterior (A.E.A).

Imagen 100

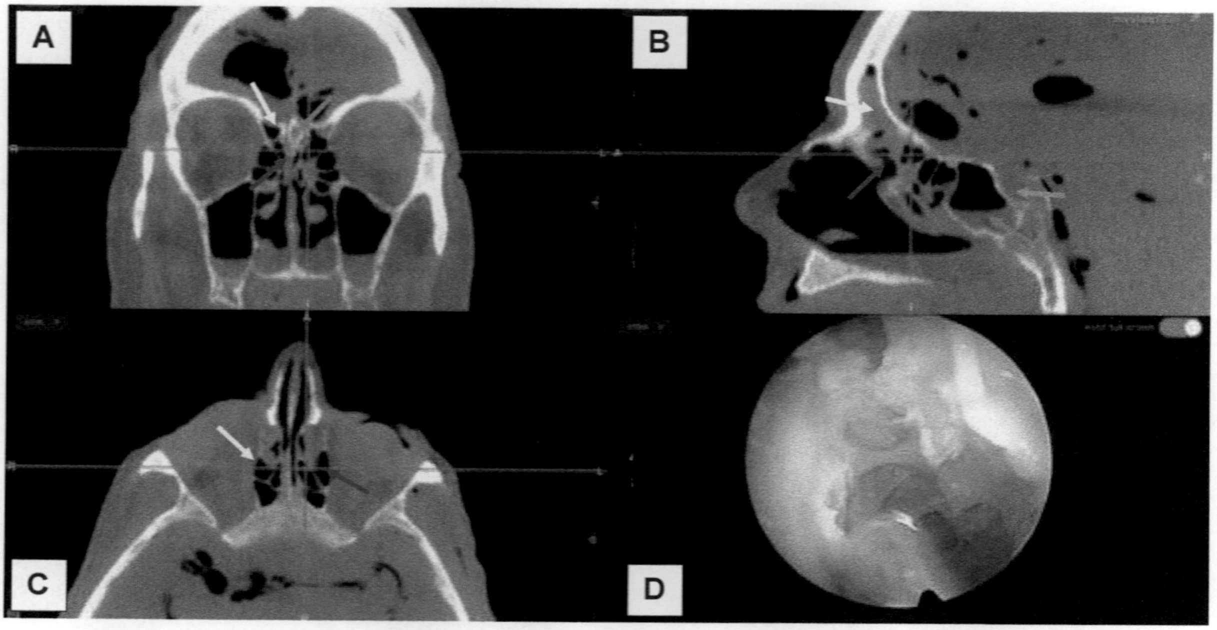

A. Fosa olfatorio (Flecha Azul) delimitada por la placa cribiforme. Fovea etmoidal (Flecha Amarilla). Crista galli (Flecha Roja); **B.** Receso fronto nasal post apertura (Flecha Azul). Seno Frontal (Flecha Amarilla), Seno esfenoidal (Flecha Roja). Silla turca (Flecha Verde); **C.** Celdillas etmoidales (Flecha Azul) y lámina papirácea (Flecha Amarilla); **D.** Ingreso al receso supra-bular (lineas verdes), visualizacion de la base de cráneo con el recorrido de la A.E.A.

Imagen 101

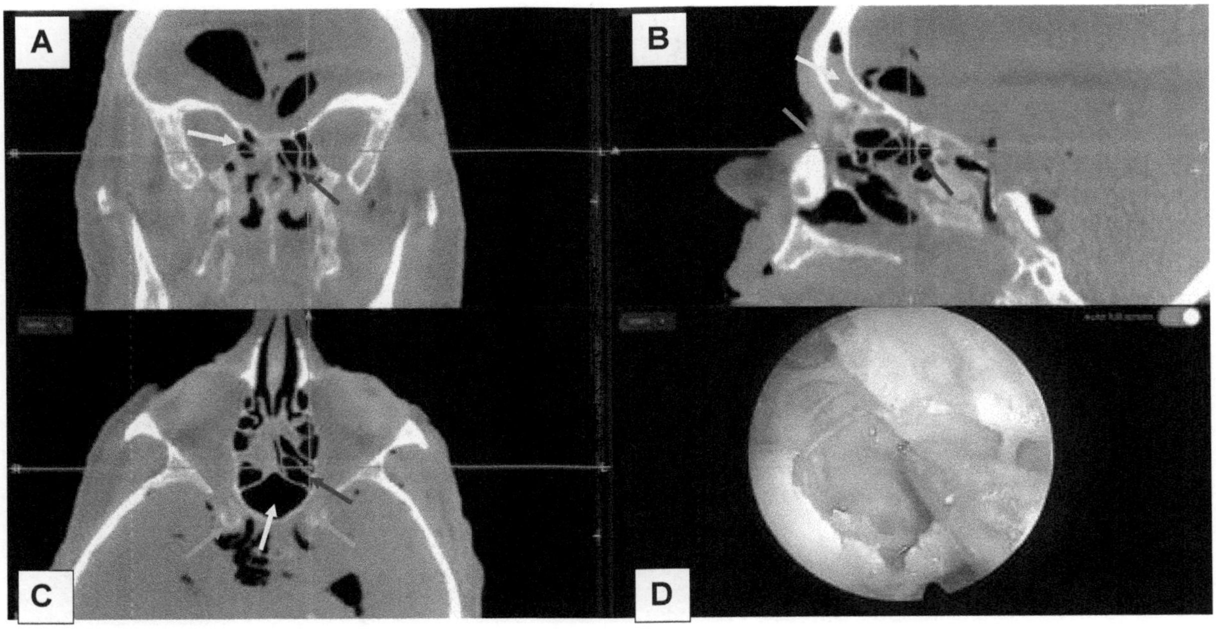

A, B y C. Imágenes donde se visualiza la lamela basal (Flecha Azul). **A.** Lámina papirácea (Flecha Amarilla). Aspecto posterior de la fovea etmoidal (Flecha Roja); **B.** Seno Frontal (Flecha Amarilla). Conducto lagrimonasal (Flecha Roja); **C.** Seno esfenoidal (Flecha Amarilla). Canal óptico (Flecha Roja). Apófisis Clinoides anteriores (Flecha Verde); **D.** Etmoidectomía posterior, luego de traspasar la porción vertical de la lamela basal del cornte medio (lineas verdes).

Imagen 102

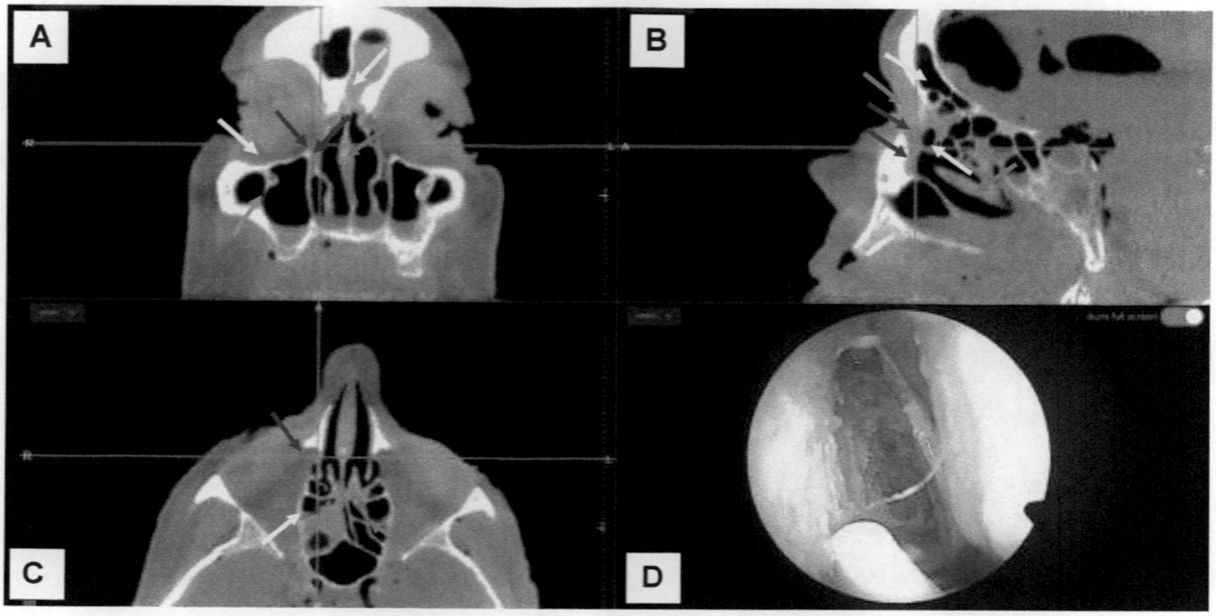

A, B y C. Visualización del conducto lagrimonasal en los tres planos (Flecha Azul). Nótese su habitual contenido hipodenso; **A.** Seno frontal (Flecha Amarilla). Tabique nasal (Flecha Roja). Conducto infraorbitario (Flecha Verde). **B.** Seno Frontal (Flecha Amarilla). Cornete medio (Flecha Roja); **C.** Lámina papirácea (Flecha Amarilla). Celdillas etmoidales (Flecha Roja); **D.** Ubicación de la vía lagrimal en la pared lateral de la fosa nasal derecha, en su región más anterior (líneas verdes).

Imagen 103

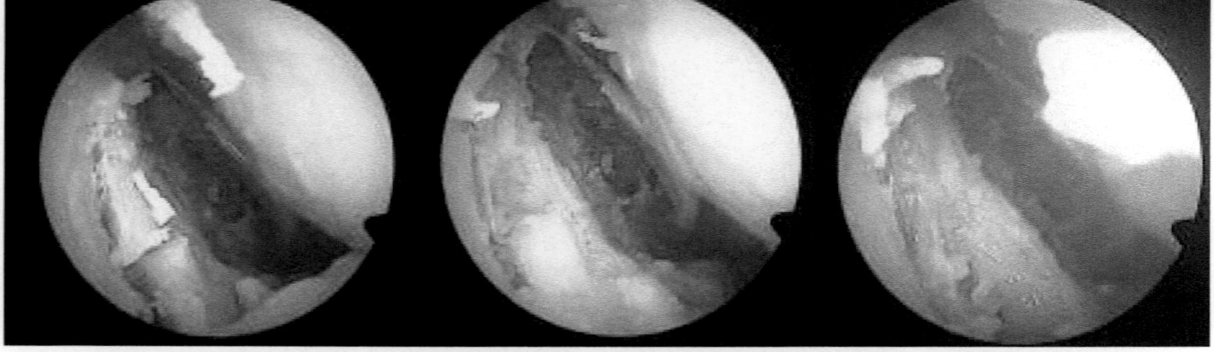

Resección de la pared ósea de conducto lagrimonasal derecho, exponiendo la vía lagrimal.

Imagen 104

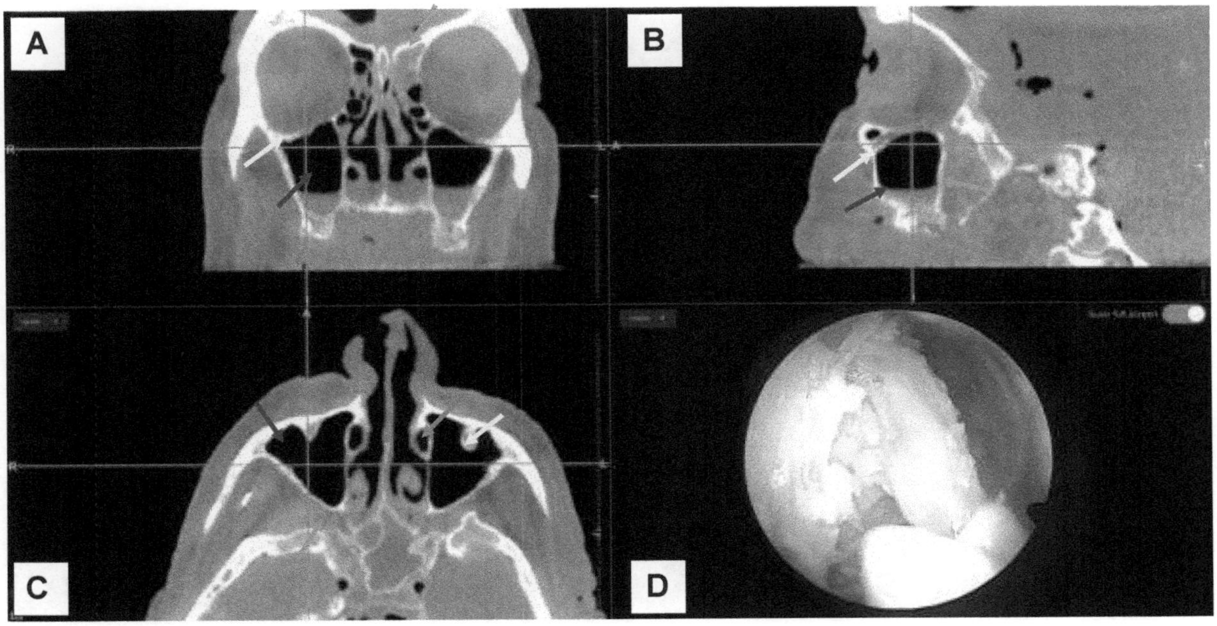

A, B y C. Imágenes del seno maxilar (Flecha Azul); **A.** Piso de la órbita (Flecha Amarilla), Lámina papirácea (Flecha Roja). Fovea etmoidal (Flecha Verde); **B.** Conducto infraorbitario (Flecha Amarilla). Proceso alveolar del hueso maxilar (Flecha Roja). Pared posterior del seno maxilar (Flecha Verde); **C.** Conducto infraorbitario (Flecha Amarilla). Conducto lagrimonasal (Flecha Roja). Fosa pterigoidea (Flecha Verde); **D.** Ingreso por vía pre-lagrimal a seno maxilar derecho (líneas verdes), visualizando y conservando la vía lagrimal.

Imagen 105

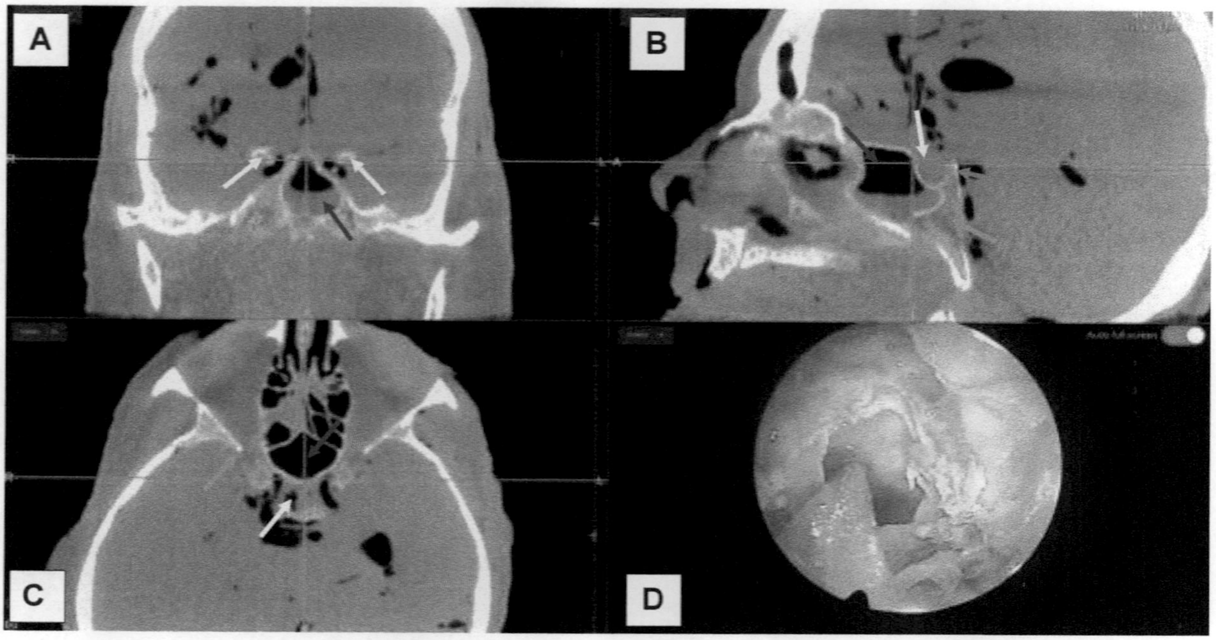

A, B y C. Imágenes del seno esfenoidal (Flecha Azul). **A.** Apófisis clinoides anteriores (Flecha Amarilla); **B.** Silla Turca (Flecha Amarilla). Dorso selar (Flecha Roja). Clivus (Flecha Verde); **C.** Silla turca (Flecha Amarilla). Apófisis clinoides anteriores (Flecha Roja). Hendidura orbitaria superior (Flecha Verde); **D.** Esfenoidotomía izquierda. Se observa en su pared posterior, la pared anterior de la silla turca (líneas verdes).

Imagen 106

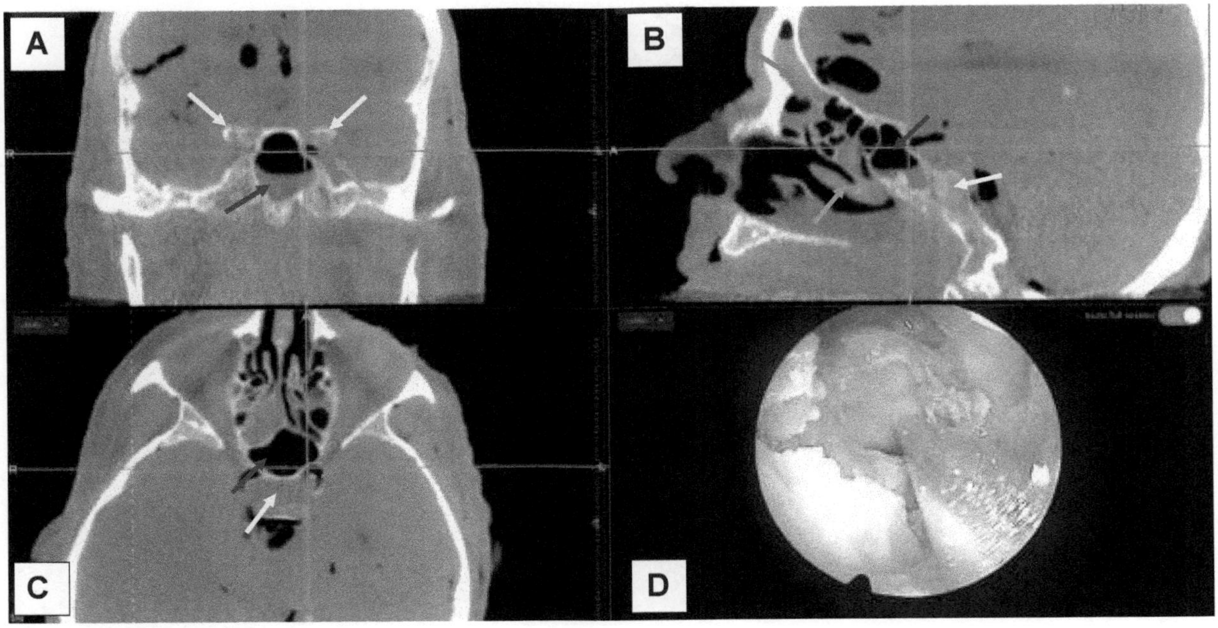

A, B y C. Imágenes del seno esfenoidal (Flecha Azul); **A.** Apófisis clinoides anteriores (Flecha Amarilla). Canal óptico (Flecha Roja). Arteria carótida interna (Flecha Verde); **B.** Porción lateral del clivus (Flecha Amarilla). Seno frontal (Flecha Roja), Cornete medio (Flecha Verde); **C.** Silla turca (Flecha Amarilla). Carótida interna (Flecha Roja); **D.** Esfenoidotomía izquierda. Se señala en su pared lateral, la relación con la carótida interna (líneas verdes).

Imagen 107

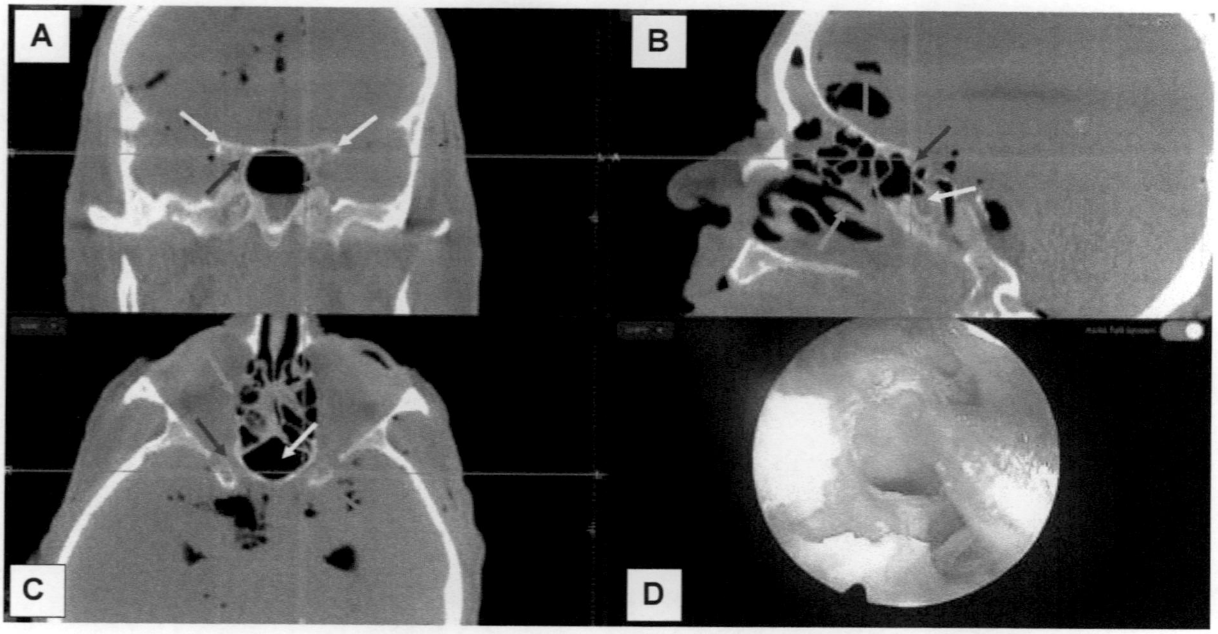

A, B y C. Canal óptico (Flecha Azul); **A.** Apófisis clinoides anteriores (Flecha Amarilla). Seno esfenoidal (Flecha Roja). Agujero redondo (Flecha Verde); **B.** Seno esfenoidal (Flecha Amarilla). Fovea etmoidal (Flecha Roja). Cornete medio (Flecha Verde); **C.** Seno esfenoidal (Flecha Amarilla). Apófisis clinoides anteriores (Flecha Roja). Lámina papirácea (Flecha Verde); **D.** Esfenoidotomía izquierda. Se señala en su pared supero-lateral, la relación con el nervio óptico (líneas verdes).

Epílogo

Nos complace ver finalizada la primera edición de este atlas de disección quirúrgica endonasal y de rinobase.

Este atlas fotográfico plasma no sólo la experiencia quirúrgica y docente de los autores, sino que incorpora lo aprendido de mano de los grandes maestros internacionales. El resultado ha sido una guía anátomo-quirúrgica progresiva y didáctica que esperamos sea de utilidad tanto para los cirujanos que se inician como para aquellos con más experiencia. Las imágenes de disecciones cadavéricas muestran no sólo los principales reparos anatómicos endoscópicos, sino que también explican los pasos quirúrgicos esenciales para poder realizar la mayoría de los procedimientos.

Hemos tenido la suerte de vivenciar la evolución vertiginosa de la cirugía endoscópica desde su masificación en la década de los ´80s hasta la actualidad. Esperamos seguir asombrándonos en el futuro próximo con nuevos procedimientos y abordajes.

¡Nos encontramos en la próxima edición!

Los autores

ATLAS DE DISECCIÓN QUIRÚRGICA ENDONASAL Y DE RINO-BASE,
de los Dres. RODOLFO NAZAR, Dr. DANIEL PÁEZ, Dr. DANIEL CANTERO
Dr. ALFREDO NASER, Dr. RODRIGO CATALDO y Dr. GONZALO MIRANDA
se imprimió en la España, en mayo de 2024.

www.ingramcontent.com/pod-product-compliance
Ingram Content Group UK Ltd.
Pitfield, Milton Keynes, MK11 3LW, UK
UKHW051917031026
15588UKWH00008B/1521